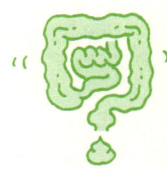

장이 살아야 내 몸이 산다

CHOU GA SHINDA RA HITO WA SHINU
Texr copyright ©2008 Hiroshi MURATA
Illustration copyright ©2008 Asako SUZUKI
All rights reserved.

No part of this book may be used or reproduced in any manner whatever without written permission except in the case of brief quotations embodied in critical articles or reviews.
Original Japanese edition published by POPLAR Publishing Co., Ltd., Japan
Korean translation copyright ©2009 by I sang Media Publishing Co.
Korean edtion is published by arrangement with POPLAR Publishing Co., Ltd.
through BC Agency

이 책의 한국어판 저작권은 BC에이전시를 통한 저작권자와의 독점 계약으로 이상미디어에 있습니다. 저작권법에 의해 한국 내에서 보호를 받는 저작물이므로 무단전재와 복제를 금합니다.

잘 먹고 잘 싸는 법

장이
살아야
내 몸이
산다

무라타 히로시 지음 | 박재현 옮김

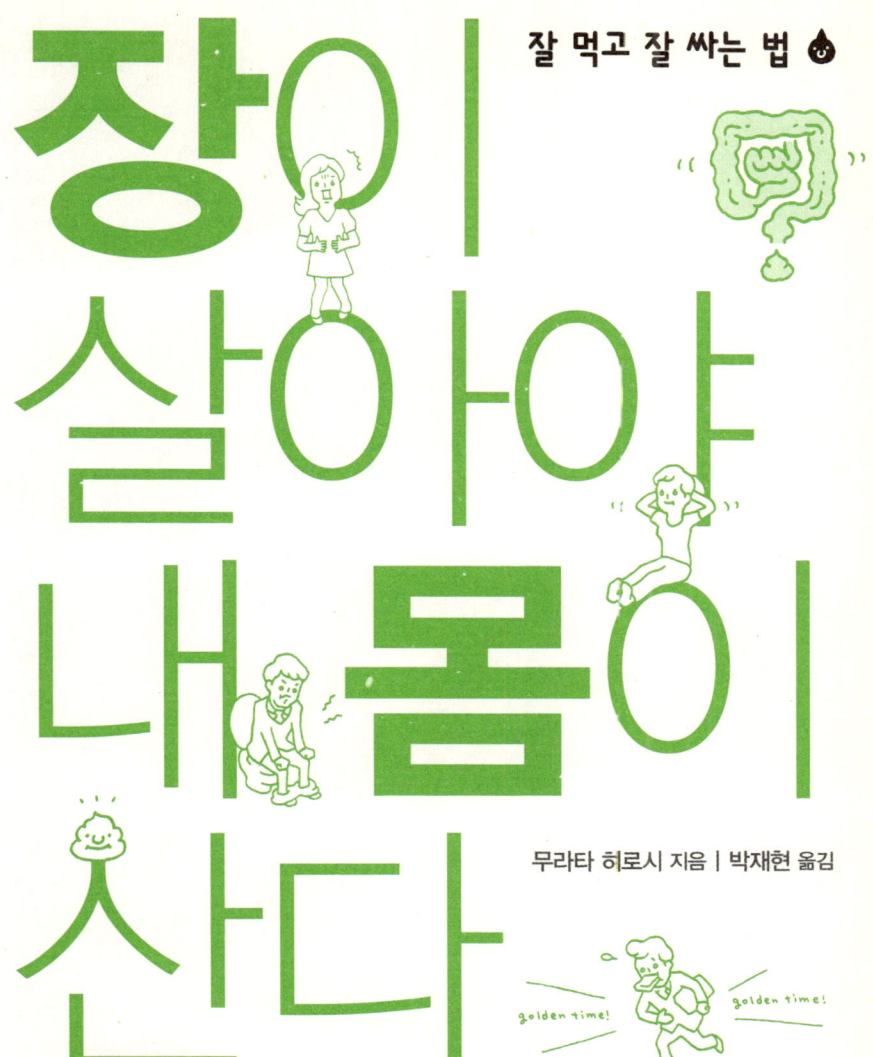

이상

잘 먹고 잘 싸는 법
장이 살아야 내 몸이 산다

2009년 12월 10일 초판 1쇄 인쇄
2010년 2월 20일 초판 2쇄 발행

지은이	무라타 히로시
옮긴이	박재현
펴낸이	이상규
편집인	김훈태
마케팅	전진미
관리	조종환, 김순호
디자인	디자인발전소 02-3143-0511
펴낸곳	이상미디어
등록번호	209-90-85645
등록일자	2008.09.30
주소	서울시 성북구 정릉동 667-1 4층
대표전화	02-913-8888 팩스 02-913-7711
E-mail	leesangbooks@gmail.com
ISBN	978-89-961680-8-9 13510

이 책의 저작권은 저자에게 있으며, 무단 전재나 복제는 법으로 금지되어 있습니다.

머리말

장이 죽으면 사람은 죽는다

뇌사라는 단어는 널리 알려져 있어 누구나 들어본 적이 있을 것이다. 뇌의 기능이 완전히 정지해버리면 사람은 스스로 호흡할 수 없어 인공호흡기를 달지 않는 한 심장 기능도 멈춰 죽음에 이르게 된다. 팔다리와 같은 신체의 일부분이 제 기능을 멈춰도 인간은 살 수 있지만 뇌가 작동을 멈추거나 크게 손상되었다면 치명적이다.

그렇다면 '장사(腸死)'라는 말을 들어보았는가? 들어본 적이 없는 낯선 의학용어겠지만 분명 존재하는 말이다. 장이 제대로 기능하지 못해 장뿐만 아니라 다른 내장기관에도 악영향을 끼치면 우리 몸은 위태로운 상황에 빠지고 만다.

신체 각 부분들의 중요도로 우열을 가린다는 것은 우스운 일이지만 장은 뇌만큼이나 중요하다. 인간을 비롯한 동물들은 식물과 달리 스스로 광합성을 할 수 없기 때문에 활동에 필요한 에

너지를 얻기 위해 입으로 꼬박꼬박 음식물을 섭취해야 한다. 위는 그 음식물을 소화하기 쉬운 상태로 만들어 장으로 흘려보내고, 소장과 대장은 음식물 속의 영양분을 흡수하여 혈관을 통해서 온몸으로 보내는 역할을 맡고 있다. 즉 장(소장과 대장)은 인간이 살아가는 데 필요한 영양소를 흡수·전달하는 중요한 장기이기 때문에 이 경로가 끊기거나 이상이 생기면 우리들은 죽게 된다. '장이 죽는다'는 것은 그런 의미다.

실제로 대학병원에서 사체를 해부해보면 장 전체가 급격히 부패한 것이 원인이 되어 돌연사한 사람도 적지 않다. 이를 가리켜 '장관괴사'라고 하는데 뇌경색이나 심근경색과 같은 일이 장에서 일어나는 것이다. 그러나 장이 오랜 세월에 걸쳐 조금씩 부패하여 제 기능을 상실하는 경우는 드물다. 장이 죽는다는 말은 어디까지나 음식물의 영양분을 흡수하고 보급할 수 없게 된 상태를 가리킨다. 그 원인은 바로 식사를 중심으로 한 당신의 생활습관에 있다. 당신이 매일 먹는 음식물이 바로 당신의 장의 상태, 장의 건강을 대변한다.

장 기능을 계속 무력화하는 식습관, 건강하지 못한 음식물이 암과 같은 질병을 일으키고 결국 우리 몸에 꼭 필요한 영양의 흡수나 전달을 저해한다. 그렇다면 장이 기꺼이 제 기능을 다하기 위해서는 어떤 생활을 해야 할까? 이 책에서 철저히 공부해보자. 이것은 건강상식의 문제가 아니라 생존과 행복한 삶과 직결된 문제다. 장이 죽으면 당신도 죽기 때문에!

- 무라타 히로시

차례

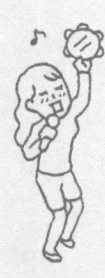

제1장 동양인의 장은 육식에 적합하지 않다

동양인의 장은 서양인보다 길고 부드럽다 ··············· 14
문제는 입과 항문 사이의 이물질이다! ··············· 18
누구나 꼭 알아야 할 장의 구조와 특징 ··············· 23
영양을 흡수하는 소장 ··············· 27
변을 만드는 대장 ··············· 29
나는 곧 내가 먹는 것이다 ··············· 34
상식 1 동양인의 대장은 어떤 유형일까?
상식 2 위하수는 S라인 몸매의 대명사?

제2장 배변을 위한 골든타임을 지켜라

배변은 규칙적인 것이 좋다 ··············· 42
몸이 행복해지는 바나나 변을 누자 ··············· 47
잔변감으로 진단하는 건강의 이상신호 ··············· 52
왜 여자는 남자보다 변비에 잘 걸릴까? ··············· 56
치질→변비→치질의 악순환 ··············· 65
상식 3 변의 냄새를 좋게 하려면?
상식 4 쾌변을 도와주는 근육 트레이닝

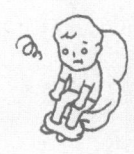

제3장 장은 당신을 위해 24시간 내내 일한다

오늘의 장이 내일의 건강을 결정한다 ················· 74
이상적인 장을 만드는 라이프 스타일 ················· 75
열악한 장을 만드는 라이프 스타일 ··················· 85
당신은 장은 갈림길에 놓여 있다 ····················· 93
상식 5 방귀로 장의 건강을 알 수 있을까?
상식 6 숙변에 대한 오해와 진실

제4장 균형 잡힌 장내세균이 일하게 하라

장내세균만 잘 키워도 젊어진다 ····················· 100
유익균과 유해균은 모두 필요하다 ··················· 104
파일로리균의 정체는 무엇일까? ····················· 112
상식 7 나이가 들수록 몸속에 유해균이 많아진다
상식 8 유산균보다 더 중요한 유산균 생산물질!
상식 9 설탕보다 올리고당이 더 좋다

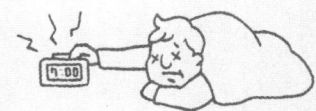

제5장 장이 건강하면 머리가 좋아진다

위→뇌→장 네트워크 ·· 120
뇌는 배변의 사령탑 ··· 124
장은 자율신경으로 조절된다 ································ 126
변비는 지능과 성격에 악영향을 미친다 ····················· 129
도대체 입과 장은 무슨 관계일까? ··························· 132
상식 10 관장과 장내 세정은 자주 해도 좋을까?

제6장 장 검사는 통증 없이 금방 끝난다

장 검사는 과연 고통스러울까? ······························ 142
좋은 병원과 검사를 구분하는 법 ····························· 144
장 내시경 검사로 알 수 있는 것 ······························ 150
장 검사의 미래는 어떻게 될까? ······························ 158
상식 11 내시경 검사의 비용은?

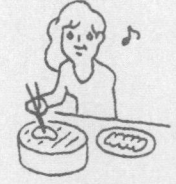

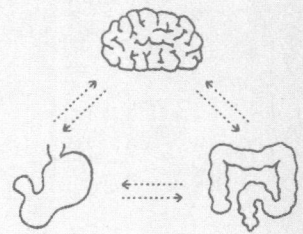

부록1 장내 건강 체크리스트

장내 환경 건강도 체크 ································· **164**
장 건강 진단 결과 해석하기 ························· **167**
장이 건강하면 나이보다 외모가 젊다 ············ **175**
변비 해소를 위한 장마사지 ·························· **177**
말기 대장암도 치유할 수 있다 ······················ **178**

부록2 책에서 가려뽑은 Q&A

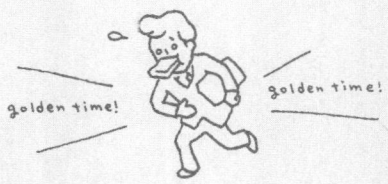

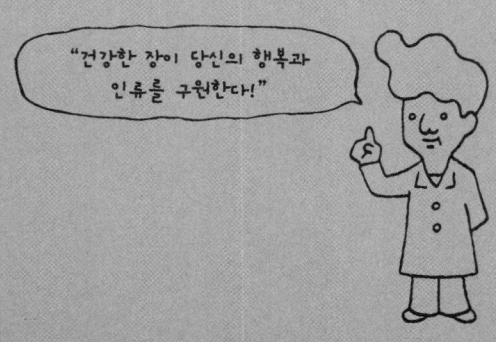

1

동양인의 장은
육식에 적합하지 않다

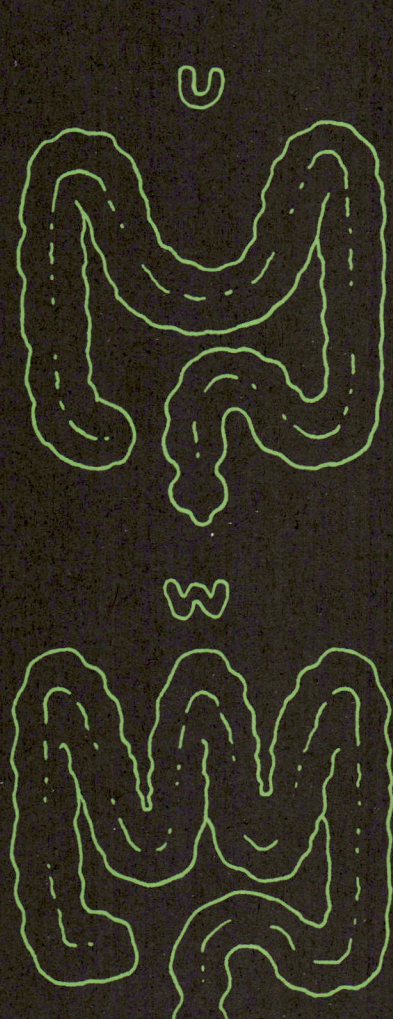

동양인의 장은 서양인보다 길고 부드럽다

동양인과 서양인의 장에는 어떤 차이가 있을까? 동양인의 대장 길이는 1.5미터 전후다. 서양인의 장이 1미터 전후인 것과 비교하면 꽤 긴 편이다. 길이뿐만 아니라 장의 상태도 서양인의 장에 비해 신축성이 있고 부드럽다.

이 차이는 왜 생겨난 것일까? 서양인은 옛날부터 사냥과 목축을 통해 육류 중심의 식사를 해온 데 반해 동양인은 천년 이상 농경생활을 유지하며 육류보다는 곡물이나 야채를 중심으로 식생활을 해왔기 때문이다. 육류에 비해 단백질이나 지방성분의 영양소가 적고 소화와 흡수 속도가 더딘 채소류의 통과시간을 최대한 늘려 영양소를 더 많이 흡수하기 위해 유전적으로 길어진 것이다.

음식물이 위·소장을 거쳐 대장에 이르려면 음식물 섭취 후 4~6시간 정도 걸린다. 곡물이나 야채에는 탄수화물이나 비타민과 같은 영양소가 풍부하지만 인간이 채 소화하지 못하는 찌꺼기도 많이 포함되어 있다. 예를 들면 섬유질(셀룰로스)은 위나 소장에서 소화·흡수되지 않고 대장까지 이동한다. 대장까지 오는 동안 소화·흡수되지 않은 비소화성 찌꺼기(셀룰로스)들은 대장에서 마지막으로 당분으로 분해된다. 섬유질은 자신의 무게보다 훨씬 많은 수분을 포함하고 있기 때문에 변의 양을 더욱 늘어나게 하고 대변을 부드럽게 하여 쾌변을 도와준다.

따라서 곡류와 채소류를 주식으로 삼으면, 동물성 단백질이 많은 음식물(육류)보다 소화되지 않는 음식 찌꺼기가 꽤 많이 나오기 때문에 그것을 담고 있을 공간도 더 필요하게 된다. 이러한 이유로 동양인의 대장은 오랜 세월을 거치면서 길어진 것이다. 섬유질이 많은 음식을 주로 먹게 되면 변의 양도 많아지고 음식 찌꺼기들은 장에 오랜 시간 머물지 않고 배출된다. 그러기 위해서는 길이도 길면서 신축성 있는 부드러운 장이 적합하다.

한편 육류를 섭취하면 지방분 등의 영양소가 대부분 소화·흡수되기 때문에 변이 될 찌꺼기의 양이 적어 오랫동안 장에 머무를 가능성이 있다. 장에 머무르는 동안 수분은 흡수되어 변이 단단해지고, 그것이 어느 정도 모인 뒤에 배설되기 때문에 단단하고

1_ 동양인의 장은 육식에 적합하지 않다

탄력성 있는 장이 필요한 것이다.

　원시시대의 인간은 원래 수렵을 하여 동물의 고기를 먹었지만 농경이 시작되고 곡류가 풍부해지면서 식생활의 변화가 일어난다. 인간의 장기는 그런 변화에 따라 천년 단위로 변한 것인데, 농경생활을 시작하면서 장기의 새로운 변화도 시작되었다고 추측할 수 있다. 특히 동양인은 아주 오랜 세월 곡물과 야채를 중심으로 한 식생활을 해왔기 때문에, 우리의 장은 초식동물의 그것과 비슷한 길이라 해도 이상할 것 없다.

　미국 콜롬비아 대학의 헌팅턴(G. S. Huntington) 박사는 비교해부학 논문에서 "육식 동물은 대장과 소장의 길이가 짧고 대장은 곧고 평평하지만, 초식 동물은 반대로 대장과 소장이 모두 길다"고 발표했다. 육식 동물은 장의 길이가 몸길이(입에서 직장)의 3~6배에 불과하지만, 초식동물의 경우 장의 길이가 몸길이보다 10배 이상 길며 사람도 장의 길이가 몸 길이의 10배에 해당한다.

장의 길이 비교

육식동물	< 인간	< 초식동물
몸길이의 3~6배	몸길이의 10~11배	몸길0 의 11~12배

*몸길이는 입에서 직장까지의 간격임.

    그런데 제2차 세계대전 이후 동양인들은 그때까지 그다지 입에 대지 않던 고기나 유제품 등 '서구 스타일의 음식물'을 빈번히 먹게 되었다. 그런 식생활의 변화 때문인지 다리가 길고 키도 큰 체형의 사람이 부쩍 늘어났다. 하지만 과연 제2차 세계대전 이후 단 60년 만에 장의 길이도 서양인처럼 짧아졌을까?(서양인의 장은 동양인에 비해 약 1미터 정도 짧다) 결국 현대를 살고 있는 우리들은 곡물이나 야채 중심의 식생활에 적합한 긴 장을 가지고 있으면서도 육식 중심의 짧은 장에 맞는 식생활을 하고 있는 셈이다.

    또한 체온이 높은 동물의 지방성분은 인간의 몸에는 그다지 좋지 않다. 우리들의 장은 지방성분을 분해하는 수단을 충분히 갖추지 못했기 때문이다. 또 소와 같은 고온동물이 만들어낸 유제품이 몸에 맞지 않는 사람들이 많은 것도 같은 맥락이다. 이것

1— 동양인의 장은 육식에 적합하지 않다

*파파야의 파파인papain, 파인애플의 프로메린 등 과일에 포함되어 있는 것이 대표적이다. 단백질을 분해하고 소화·흡수를 높이는 작용을 한다.

은 '유당불내증(Lactose intolerance)'이라고 하여 우유나 치즈, 요구르트 등의 유제품을 먹으면 배가 아프거나 설사를 한다. 동양인은 오랜 세월 유제품을 먹어오지 않았기 때문에 이에 대한 *분해효소를 가지고 있지 않은 사람이 많은 것이다.

문제는 입과 항문 사이의 이물질이다!

이처럼 제2차 세계대전 이래 동양인의 장에 맞지 않은 식생활을 계속해온 결과, 우리들의 몸에는 지금까지 없던 이변이 일어나게 되었다. 첫째, 장이 길면 변비가 생기기 쉽다는 특징이 있는데, 육식 중심의 식생활을 하게 되면서 변비 증상을 호소하는 사람들이 더욱 늘었다는 것이다. 둘째, 대장암 환자가 급증했다는 것이다. 대장암은 예전에 보기 드문 질병이었지만 요즘에는 40대 이상 성인들에게 가장 위협적인 질병 중 하나가 되었다. 경제수준이 풍요로워지고 식생활이 개선되면서 과도한 동물성 지방의 섭취와

상대적으로 줄어든 섬유질 섭취가 주요원인이다. 육식에 적합하지 않은 동양인의 장은 혼란을 겪을 게 뻔하다. 식생활이 갑자기 변했다고 장도 거기에 맞춰 갑작스럽게 변할 수는 없지 않은가? 장이 거기에 맞춰 변하지 못했기 때문에 변비와 대장암과 같은 질병들이 만연하게 된 것이다.

그러나 식생활의 변화가 초래하는 문제는 장에서 그치지 않는다. 동물성 단백질, 특히 고기를 계속해서 섭취하면 장뿐만 아니라 유전자까지도 나쁜 영향을 받게 된다. 체내의 '산화'는 유전자의 손상과 밀접한 관련이 있다. 인간이 산소를 호흡하고 살아가는 이상 우리의 몸은 끊임없이 산화해가고, 이 같은 산화를 얼마나 늦추는지가 젊음을 유지하고 장수하는 비결이기도 하다. 최근 자주 듣게 되는 항산화물질은 바로 산화를 늦추는 데 효과가 있는 물질이다. 젊음을 빼앗고 노화를 촉진시키는 이 산화의 원인에는 음식물이 밀접하게 관여하고 있다는 사실을 아는가?

원래 식사라는 것은 자신의 세포가 가지고 있지 않은 것을 섭취하는 것으로, 극단적으로 말하면 몸 안의 세포들에 이물질을

1— 동양인의 장은 육식에 적합하지 않다

주입하는 것이다. 악질적인 이물질이라면 병이나 죽음에 이르기도 한다. 입과 항문 사이는 바로 이러한 이물질과 접할 기회가 가장 많은 곳이다. 그러나 장 속의 순찰대가 수시로 순찰하고 있기 때문에 유해 물질이 해코지하기 위해 몸속으로 침입해 들어오는 것은 쉽지 않다. 이것은 나중에 상세히 설명하겠지만, 장의 면역 기능이 맡고 있는 역할이다. 그런데 동양인이 육류를 계속 섭취하면서 초식에 적합한 장이 큰 위협을 받고 있다. 그 때문에 면역력이 충분히 작용하지 않아 몸은 더욱더 산화되고, 유전자도 손상을 입고 결과적으로 지금까지 많지 않던 변비나 대장암과 같은 질병이 보편화된 것이다.

이물질이라고 하면 약도 그 중 하나다. 서양의학의 연구가 진행되어 신약이 차례로 만들어지면서 인간의 수명도 연장되었지만 그 성분은 몸의 입장에서는 이물질이고, 바꿔 말하면 독이 될 수도 있다. 약을 과다복용하면 유전자는 상처를 입고 장 기능도 둔해진다. 언제까지나 젊고 아름답게, 그리고 건강하게 살기 위해서는 자신의 장에 맞는 음식물을 올바르게 섭취하는 것이 무엇보다 중요한 이유는 바로 이 때문이다.

　장의 건강을 유지하기 위한 첫걸음으로 우리는 육식보다 곡물·야채를 중심으로 한 식생활이 장의 활력을 유지하는 방법이라는 사실을 명심해야 한다(물론 육류 섭취를 무조건 하지 말라는 것은 아니다. 육류와 채소류를 균형있게 섭취하는 것이 중요하다).

● 동양인의 장은 야채나 곡물 섭취에 적합하다. 오랜 세월 채식 위주의 식생활을 해오면서 이런 식생활에 적합한 장이 되었다.

● 육식 중심의 서양인의 장은 동양인과는 다르다. 매일의 식습관과 생활습관의 차이가 쌓이고 쌓여서 내장에 나타나는 것이다.

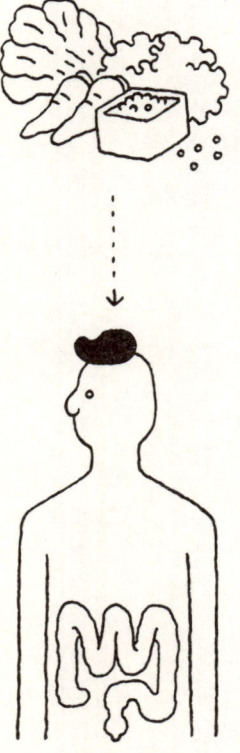

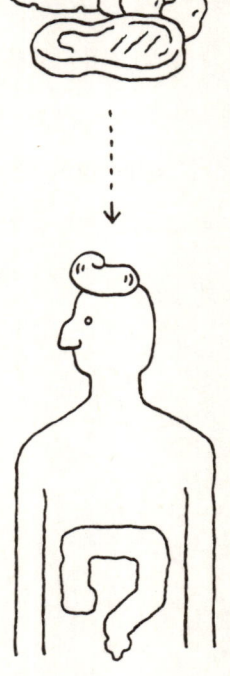

장이 길고 부드럽다. 야채나 곡물로 만들어지는, 수분이 많고 부드러우며 많은 양의 변을 담아두기에 적합하다.

장이 단단하고 뻣뻣하다. 양이 적고 단단해지기 쉬운 육식으로 만들어진 변을 확실히 굳혀 배설하기에 적합하다.

누구나 꼭 알아야 할 장의 구조와 특징

동양인의 식생활이 장에 적합하지 않게 변화하고 있다는 사실을 알았는가? 이제 장 그 자체의 특징과 구조에 대하여 알아보자. 물론 의사처럼 깊이 알 필요는 없지만 자신의 몸 상태를 스스로 진단하고 질병을 예방하기 위해서 최소한의 지식이 필요하다.

'음식물을 섭취하고 시간이 흐르면 변이 되어 나온다.' 당연한 말이지만 잘 생각해보면 신비롭다. 맛있고 향기로우며 아름다운 빛깔을 띠는 음식물이 입으로 들어가서 황갈색의 냄새나는 물질이 되어 항문으로 나오다니, 마치 자동판매기 같지 않은가? 우리 몸 내부에서 무슨 일이 벌어지는 것일까? 입으로 들어간 음식물을 변신시키는 주역은 바로 소장과 대장이다. 우리 몸에 필요한 영양소와 수분을 흡수하고 나머지를 변으로 만드는 기능에 문제가 생긴다면 장뿐만 아니라 그 영양소를 받는 다른 기관까지 영향을 받을 수밖에 없다. 그렇기 때문에 장이 건강해야 우리 몸이 제대로 돌아가는 것이다.

*담낭은 간장 아래 있다. 담관으로 연결되어 있고, 담관은 간장에서 십이지장으로 이어져 있다.
**담즙은 간세포에서 만들어진 소화액의 일종이다.

입에서 꼭꼭 씹어 침과 섞인 음식물은 식도를 따라 위로 내려간다. 위에서 소화하기 쉬운 흐늘거리는 상태가 되어 십이지장 근처까지 오면 *담낭에서 **담즙이 뿌려져 더욱 소화를 돕는다.

이 담즙이 음식물을 '똥색'으로 변신시키는 역할을 한다. 따라서 똥색은 위와 십이지장 등의 건강상태를 알 수 있는 바로미터가 된다. 음식물이 십이지장을 지나 소장으로 운반되면 여기에서 음식물 안에 포함되어 있는 영양분의 흡수가 이루어진다. 그 후 대장에서는 음식물 속에 함유되어 있는 수분의 흡수가 이루어지고, 마지막으로 남겨진 음식물 찌꺼기가 장 속에 있던 세균의 사체와 함께 항문을 통해 변으로 배설된다.

'위장'이라는 말 그대로 장은 위와 협력하여 우리들이 살아가는 데 필요한 영양분과 수분을 흡수하여 온몸에 공급해준다. 그리고 불필요한 것은 변으로 내보내 몸 속 청소까지 해주고 있다. 이 과정에서 특히 섬유질이 중요한 역할을 한다. 섬유질 섭취가 부족해지면 단순히 변비가 발생하는 데 그치지 않고 건강에 해로운 불순물이 그대로 장 속에 남기 때문이다.

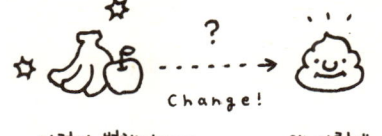

　장은 또한 바이러스나 세균 같은 외부의 적으로부터 우리 몸을 지키는 역할도 맡고 있다. 즉 장 안에 여러 가지 유익한 세균을 키움으로써 면역력(=자연치유력) 강화에도 힘쓰고 있다. 이렇듯 부지런히 활약하는 장이 있기에 우리들은 매일 건강하게 지내는 것이다. 바꿔 말하면 장이 건강하면 우리들도 건강히 지낼 수 있다.

　대지에 굳건히 뿌리를 내린 한 그루의 커다란 나무에 사람을 비유하면, 뿌리 부분에 해당하는 것이 바로 '장'이다. 땅 속 양분을 흡수하는 것이 소장, 수분을 빨아들이는 것이 대장, 그리고 이파리가 광합성을 한 다음 내뿜는 산소는 인간의 '변'이라고 할 수 있다. 그리고 보니 구불구불 굽어 아랫배에 담겨 있는 장은 보기에도 나무의 뿌리와 비슷하지 않은가. 단지 그 역할이 조금 더 복잡하고 명칭이 다를 뿐이다.

나무에 비유하면 장은 뿌리다

식물이 배출하는 것은 공기, 인간은 그것을 호흡하고 살아간다.
공기가 변이 되지는 않지만 인간의 변은 밭에 거름으로도 쓰인다.

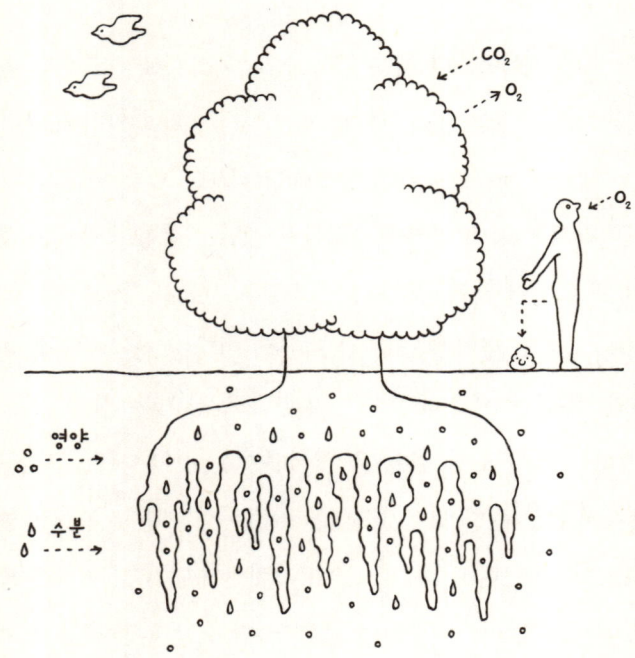

잘 비교해보면 나무의 뿌리는 인간의 '장'의 역할을 맡고 있다. 나무의 뿌리는 땅에 있는 수분과 영양분을 충분히 흡수한다. 인간은 소장에서 영양을, 대장에서 수분을 흡수한다.

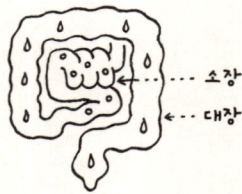

* 소화흡수를 원활하게 하기
위해 촘촘하게 돋은 돌기.

영양을 흡수하는 소장

사람마다 차이가 있지만 소장 전체의 길이는 약 6미터이다. 먼저 20~30센티미터 정도의 십이지장에서 시작되어 각각의 길이가 2~3미터인 공장과 회장으로 이어진다. 소장 전체의 주요 기능은 위에서 내려온 음식물 속에 함유되어 있는 영양분을 거의 100퍼센트에 가깝게 흡수하는 것이다. 그렇다고 여기서 음식물이 오랫동안 머무는 것은 아니다. 소장에는 *융모라고 하는 잔털이 돋은 주름이 있고 이곳을 통해 영양분을 흡수한다. 남은 음식물은 대장으로 흘러가고, 거기에서 점차 바나나와 같은 모양의 변으로 변해간다.

● 십이지장

마치 사람의 손가락 폭 12개의 길이 정도라 이 같은 이름이 붙여졌다. 십이지장은 췌장과 담낭이라는 두 개의 장기와 관으로 이어져 있다. 췌장에서는 단백질을 분해하는 효소가 포함되어 있는

1―동양인의 장은 육식에 적합하지 않다

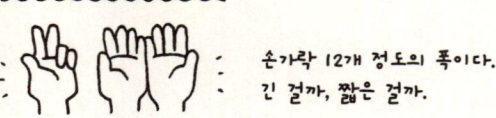

췌액이 나와서 섭취한 단백질을 잘게 부숴 아미노산으로 분해해 몸의 일부로 만든다. 담낭에서는 지방을 분해하는 초록색의 담즙이 나와 위에서 십이지장으로 통과하는 음식물에 뿌려진다. 이 때 담즙은 산화하여 갈색이 되기 때문에 음식물이 갈색, 즉 똥색으로 변하게 된다. 변의 색깔은 분비된 담즙의 양에 따라 미묘하게 차이가 난다.

● 공장과 회장

해부했을 때 음식물이 아무것도 남지 않는, 늘 텅 빈 상태로 있는 것이 공장(空腸)이다. 음식물은 십이지장을 지나면 상당히 빠른 속도로 대장으로 흘러가기 때문에 공장은 그저 지나치는 것처럼 보이지만, 그 빠른 흐름 속에서도 영양의 흡수는 이루어지고 있다. 회장(回腸)은 이름대로 구불구불 굽은 부분이다. 소장 가운데서도 가장 많은 영양분을 흡수한다.

*여러 가지 요인이 겹쳐 악성 암이 된다. 따라서 한가지 원인 때문이라고 규정할 수 없다.

변을 만드는 대장

대장의 전체 길이는 평균 1.5미터이다. 5~10센티미터의 맹장에서 시작되어 약 1.3미터의 결장, 15센티미터의 직장과 이어지고, 거기에서 출구인 항문으로 이어진다. 소장에서 흡수되지 않고 남은 음식물 찌꺼기가 대장으로 내려와 여기에서 대부분 수분이 흡수된다. 그러면 음식물 찌꺼기는 단단해지고 마지막에 변으로 변해 간다. 이처럼 음식물 찌꺼기가 대장 안을 서서히 흘러 차츰 변으로 변하고, 어느 정도의 양이 모이면 몸 밖으로 자연스럽게 내보내진다.

그러나 때로는 그 흐름이 원활하지 않은 경우도 있다. 물의 흐름이 느린 웅덩이에 쓰레기가 모이기 쉬운 것처럼 대장 안의 흐름이 막히면 거기에 쓰레기(변)가 모이게 된다. 음식물 속에 포함되어 있는 발암물질이나 부패한 영양소가 대장의 점막과 접촉하는 시간이 길어지고 이것이 *암을 일으키는 원인 중 하나가 된다. 변비가 되기 쉬운 사람에게 대장암이 많은 것도 이런 이유 때문이

1— 동양인의 장은 육식에 적합하지 않다

아니겠는가.

    대장은 흐름이 매우 느리기 때문에 변이 모이기 쉽고 그만큼 암도 발생하기 쉽지만, 반대로 흐름이 빠른 소장에서는 변이 모이기 어렵기 때문에 암은 거의 생기지 않는다.

● **맹장**

소장과 대장이 연결된 부분 아래에 위치한 것이 맹장이다. 그 끝에 있는 충수라는 곳에 야채류를 분해하는 효소를 만드는 데 필요한 균이 다량 존재하기 때문에 초식동물에게는 중요한 기관이다. 하지만 인간은 거의 사용하지 않기 때문에 여기를 수술로 제거해도 문제없이 살 수 있다.

    맹장이 퇴화한 인간은 야채에 포함된 섬유질(셀룰로스)을 분해하지 못하게 되었고 섬유질이 많은 야채를 먹으면 대부분 그대로 변으로 나온다. 즉 충수염(맹장염)은 충수 부분에 변이 되는 음식물 찌꺼기 등이 쌓여 염증이 일어나는 것을 말한다. 씨앗이나 껌처럼 소화되기 어려운 것들을 잘못 삼켰을 때 이곳이 아픈 이유

내장은 이렇게 생겼다!

동양인의 장은 서양인의 것보다 확실히 길다.
상체가 긴 것도 그 때문일까? 이에 대한 확실한 통계는 없다.

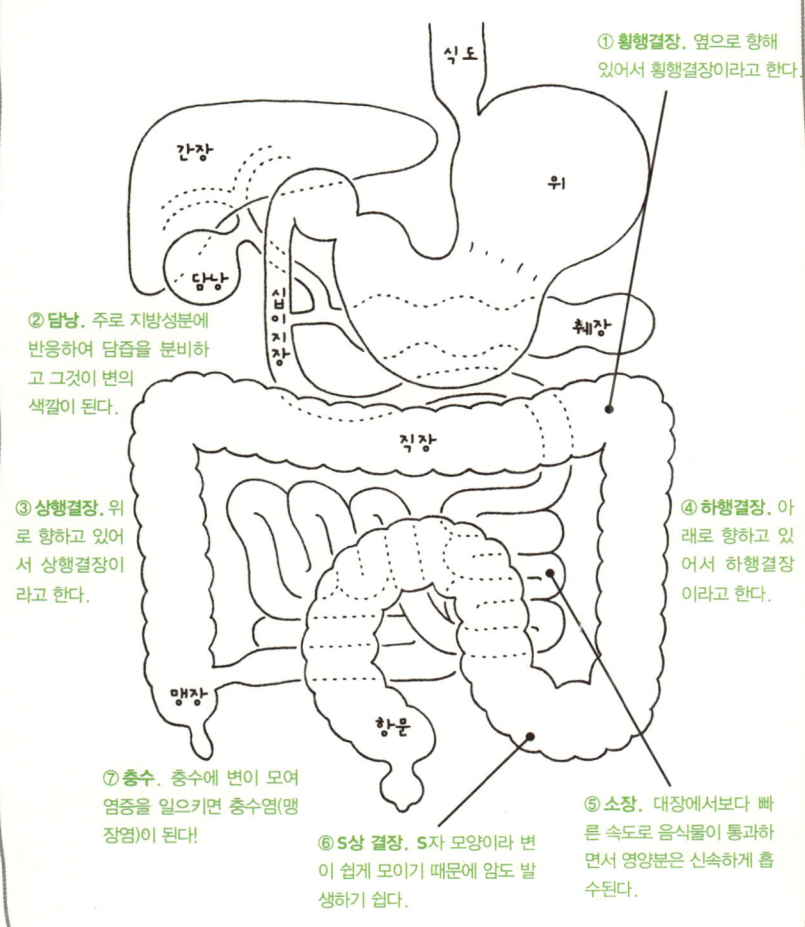

① 횡행결장. 옆으로 향해 있어서 횡행결장이라고 한다.

② 담낭. 주로 지방성분에 반응하여 담즙을 분비하고 그것이 변의 색깔이 된다.

③ 상행결장. 위로 향하고 있어서 상행결장이라고 한다.

④ 하행결장. 아래로 향하고 있어서 하행결장이라고 한다.

⑤ 소장. 대장에서보다 빠른 속도로 음식물이 통과하면서 영양분은 신속하게 흡수된다.

⑥ S상 결장. S자 모양이라 변이 쉽게 모이기 때문에 암도 발생하기 쉽다.

⑦ 충수. 충수에 변이 모여 염증을 일으키면 충수염(맹장염)이 된다!

도 이 때문이다. 이러한 것들이 쌓여 염증을 일으키기 때문에 무엇보다 변비에 걸리기 쉬운 사람이 맹장염에도 걸릴 가능성이 높다.

● **결장**

맹장의 위부터 상행결장, 횡행결장, 하행결장, S상 결장의 네 부분으로 나눌 수 있다. S상 결장 이외는 변이 어느 쪽으로 향하는가에 따라 이름이 붙여졌는데, S상 결장만 영어로 '시그모이드(sigmoid, 구불구불한)'라는 의미의 이름을 가지고 있다.

대장은 대부분 결장으로 이루어져 있고, 섭취한 음식물 찌꺼기에 포함된 수분이 여기서 거의 흡수되어 변이 된다. 그 가운데서도 폭이 넓은 상행결장이 매우 중요하다. 흐늘흐늘한 죽과 같은 상태가 된 음식물을 맹장에서 중력과 반대방향인 위로 끌어올리도록 수축하고, 끌어올렸다가 흘러넘치고, 끌어올렸다가 흘러넘치고…… 이 과정을 여러 번 반복한다. 이 운동 중에 점막과 음식물이 밀착되어 수분을 흡수하는 것이다. 따라서 수분 흡수

* 명확한 구분은 없지만 의사의 눈에는 그 경계가 어느 정도 보인다.

는 상행결장에서 대부분 이루어지고 서서히 변의 형태로 바뀐다.

여기에서 흘러나온 음식물 찌꺼기 가운데 수분이 흡수되지 않고 그대로 나오면 설사가 된다. 또한 상행결장은 암이 생겨도 증상이 나타나기 어렵기 때문에 암이 상당히 진행된 다음에서야 발견되는 경향이 있다.

거의 변의 형태가 된 음식물 찌꺼기가 무사히 이 근처를 통과하면 이번에는 횡행결장을 통해서 하행결장으로 내려가 S상 결장에 이른다. 여기에 올 때까지 소요되는 시간은 약 반나절이 걸린다. S상 결장에 어느 정도 변이 모이면 뇌가 '변을 밖으로 내보내도 좋다'는 배변지령을 내린다.

● **직장**

S상 결장과 직장의 경계는 외견상으로는 분명하지 않기 때문에 급격히 구부러진, 항문에서 약 *15센티미터 부위까지를 직장이라고 부른다. 여기로 밀려나올 때 음식물 찌꺼기는 완전히 변의 형태가 되어 항문을 통해 몸 밖으로 배설된다.

1─ 동양인의 장은 육식에 적합하지 않다

옛날에는 밭에서 야채 등 농작물을 재배할 때에 '비료'로 인간의 배설물을 사용하였다. 좋은 배설물은 식물에게 좋은 영양을 주고, 좋은 영양으로 자란 식물을 다시 인간이 먹고 좋은 배설물을 만들어내는 순환과정이 형성되어 있었다. 인간이 늘 좋은 배설물을 만들어내면 자연도 기뻐한다. 그것이 진정한 의미의 친환경적 생태주의자의 삶이 아닐까.

나는 곧 내가 먹는 것이다

내시경으로 여러 사람들의 장을 진단하고 있노라면 얼굴과 마찬가지로 참으로 다양한 특징이 있다는 사실을 알게 된다. 사람의 얼굴을 보고 관상을 말하듯 의사들은 장의 생김새를 보고 그 사람의 체질이나 건강상태를 어느 정도 알 수 있다.

특히 길이는 상당한 개인차가 있어서 평균 1.5미터보다 훨씬 긴 2미터의 대장을 가진 사람도 있다. 대장이 긴 사람일수록 변비에 걸리기 쉽고, 동양인은 유제품과 그다지 궁합이 맞을 리 없는데도 불구하고 전혀 문제없이 흡수하는 사람도 있다. 이 같은 개인차는 대체 어디에서 발생하는 것일까?

그것은 당신의 10대, 20대 전의 선조들이 어떤 것을 먹었느냐 하는 것과 깊은 관련이 있다. 게다가 아이를 낳기 전 산모가 약 20~30년 동안 어떤 음식을 중심으로 먹었는지도 매우 중요하게 작용한다. 아이를 낳을 때까지 먹은 음식은 앞으로 태어날 아이의 유전자에 반영되기 때문이다. 이것에 따라 대장의 길이에도 개인차가 발생한다. 예를 들어 선조들이 채소 중심의 식생활을 오랫동안 해왔다면 그 자손은 길이가 긴 장을 가지고, 육식 중심의 식생활을 해왔다면 평균적인 장의 길이보다 짧아진다.

그렇기 때문에 어린 시절에 무엇을 먹는가 하는 문제는 매우 중요하다. 출산 후에 산모가 아무리 몸에 좋은 것을 아이에게 먹여도 그것은 아이에게 큰 영향을 주지 않는다. 그래서 나는 농담처럼 자주 이렇게 말한다. "몸에 나쁜 음식이 먹고 싶다면 아이를 낳은 뒤에 마음껏 드세요."

그러나 지금 여러분이 생각하는 상식은 아무래도 정반대일 것이다. 젊은 시절에는 좋아하는 것을 마음껏 먹어도 상관없지만, 임신한 뒤에 식생활을 올바르게 개선하면 된다고 생각하지는 않는가? 물론 임신 중 섭취하는 식사도 매우 중요하다. 태아에 나쁜 영향을 주지 않을 뿐 아니라 좋은 모유를 얻을 수 있기 때문이다. 면역력 강화와 소화에 관여하는 유익한 장내세균을 아이의 장에 올바르게 심어주기 위해서는 초유를 먹이는 것이 매우 중요하다. 그러나 그보다 더 중요한 것은 임신하기 전까지 엄마와 아빠가 '무엇을 먹었는가' 하는 점이다! 건강하고 활기찬 자녀를 낳고 싶다면, 특히 미혼 여성은 올바른 식생활을 다짐하는 것이 무엇보다 중요하다.

우리의 선조는 대대로 무엇을 먹었을까?

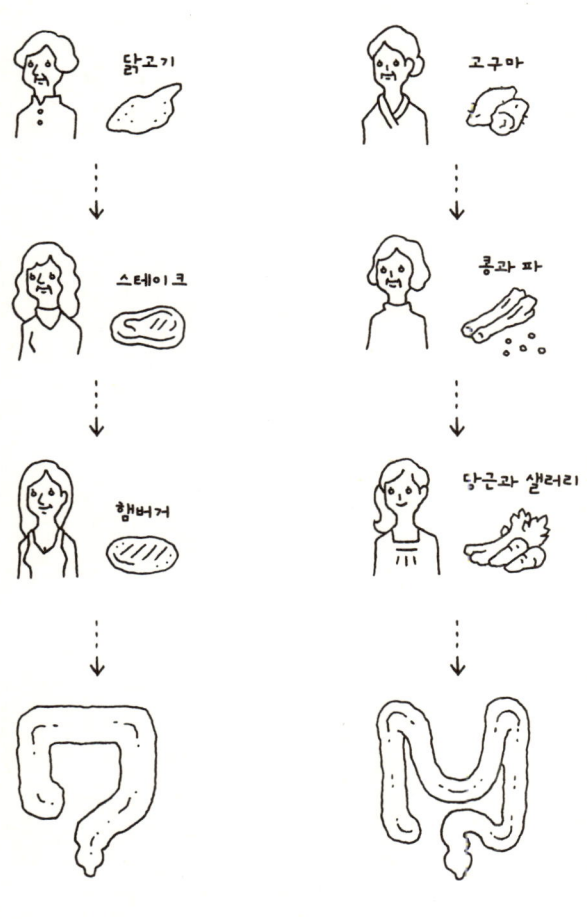

1 — 동양인의 장은 육식에 적합하지 않다

상식 1   동양인의 대장은 어떤 유형일까?

장 부분에 있는 횡행결장이 특히 긴 한국인과 일본인. U자 형이나 W자 형으로 늘어진 사람이 많은데, 그 때문에 서양인과 비교하면 몸통이 길다고 주장하는 사람도 있다. 횡행결장이 늘어져 있으면 변이 통과하기 어려워 정체하고, 그 변에서 가스(방귀)가 발생한다. 가스가 장내에 차면 하복부에 통증이 생기고 팽만감을 주기도 한다. 마찬가지로 S상결장이 긴 것도 한국인과 일본인의 신체적 특징 중 하나다. 여기가 구불구불 긴 사람일수록 변비에 걸리기 쉽고 변도 정체하기 쉬워 대장암 발생확률이 높다.

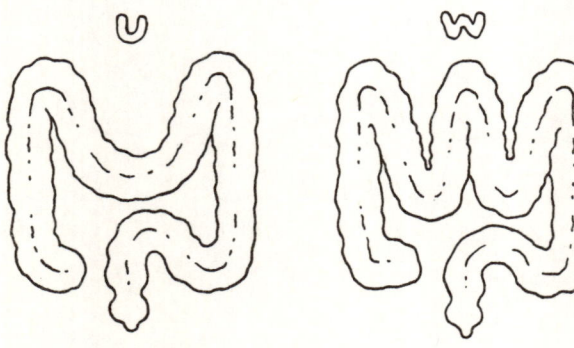

상식 2 위하수는 S라인 몸매의 대명사?

　보통 위(胃) 아랫부분의 정상적인 위치는 배꼽 근처이다. 그러나 위가 그 아래쪽 골반 가운데까지 늘어져서 장이 있는 부분까지 쳐진 경우가 있는데, 이 상태를 위하수(胃下垂)라고 한다. 당연히 장 운동을 방해하기 때문에 다소 쉽게 변비에 걸리는 경향이 있지만 그다지 큰 지장은 없다.

　그러나 위하수는 바꿔 말하면 스타일이 좋은 미인의 대명사이기도 하다. 음식물을 먹으면 바로 골반 근처의 위로 뚝 떨어지기 때문에 곧 배가 불러온다. 이런 상태에서는 많이 먹을 수 없기 때문에 마른 사람에게 위하수가 많이 나타난다.

　자주 물구나무를 서면 고쳐진다고 하지만 그것은 전혀 근거 없는 속설이다. 위하수를 고치는 데 가장 효과적인 방법은 적당히 살을 찌우거나 복근을 단련하는 것, 그리고 임신하는 것이다. 그러나 임신을 하더라도 출산하면 다시 원래대로 돌아온다. 모델처럼 가녀린 체형의 사람은 장이 있을 곳이 없어 아무래도 장이 처진다. 스타일이 멋진 미인에게 위하수가 많은 것도 이와 같은 이유다.

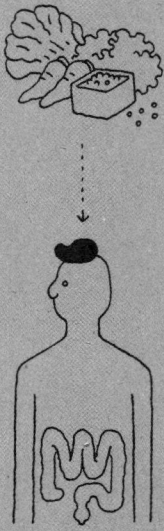

2

배변을 위한 골든타임을 지켜라

golden time!   golden time!

* 췌장에서 분비되는 소화액의
일종. 식사를 하면 췌관을 통해
십이지장으로 분비된다.

배변은 규칙적인 것이 좋다

배변을 위한 가장 완벽한 타이밍, 골든타임이 있다는 사실을 알고 있는가? 최적의 타이밍은 바로 아침식사를 마친 뒤 30분이다. 아침부터 밤 8시까지 섭취한 음식물이 다음날 대변으로 배설된다. 이 메커니즘이야말로 가장 이상적인 배변습관, 골든타임이다. 다시 한 번 입으로 먹은 음식물이 어떠한 과정을 거쳐서 대변이 되어 나오는지 살펴보자.

 음식은 입 안에서 침과 섞이고 잘게 쪼개져 식도로 넘어가고, 대개 30초에서 1분이 지나면 위로 보내진다. 위에 들어간 음식은 위액에 의해 소화되어 죽과 같은 상태가 되고 조금씩 십이지장으로 옮겨간다. 그 동안에 *췌액이나 담즙이 뿌려지고 차츰 대변과 같은 갈색으로 변하면서 소장으로 흘러들어간다. 소장에서는 음식물이 거의 정체하지 않고 부드럽게 흐르듯이 통과하고, 여기서 음식에 함유된 대부분의 양양소가 흡수된다. 이때 흡수되지 않고 남겨진 찌꺼기는 대장으로 보내진다.

대장에 도달한 찌꺼기는 이미 완전히 흐물흐물한 상태가 되어버린다. 거기서 약 반나절 동안 결장을 통과하면서 수분이 흡수되어 찌꺼기는 점차 단단해져 대변이 되어간다. 결장에서 직장으로 내려가는 시점에서 찌꺼기는 완전한 대변이 되고, 이곳에서 찌꺼기가 어느 정도 모이면 항문을 통해 몸 밖으로 배설된다.

식사 시간대나 섭취한 음식, 하루에 몇 번 배변하는가에 따라 다르기는 하지만 평균적으로 그날 밤 8시까지 먹은 것이 다음날 대변이 되어 배설되는 것이 가장 바람직하다. 이 같은 타이밍으로 하루 한 번 대변이 나오면 말할 나위 없이 좋다. 여기에 매일 아침 같은 시간대에 배변을 한다면 변비는 크게 걱정하지 않아도 된다. 그렇게 되면 자신의 수명을 늘릴 수도 있다. 미수(88세), 백수(100세), 차수(108세)를 축하하는 일이 결코 꿈은 아닐 것이다.

① 취침 전에는 위를 비운 상태로 잠자리에 든다

잠을 잘 때 위가 비어 있으면 음식물을 소화하기 위해 위로 혈액이 집중되지 않고, 그날의 변이 S상 결장에서 직장 근처로 다음날 아침까지 원활하게 내려간다. 따라서 저녁식사는 가급적 이른 시간에 마치고 야식은 먹지 않는 편이 좋다. 적어도 취침하기 2시간 전에는 음식물 섭취를 끝내야 한다. 단, 물이나 카페인이 들어 있지 않은 차(보리차 등)는 마셔도 상관없다.

② 다음날 아침은 공복 상태에서 아침식사를 한다
위가 공복인 상태에서 잠자리에 들면 다음날 아침에 '배가 고파서 저절로 깨는' 가장 건강하고 이상적인 방법으로 잠에서 깰 수 있다. 이런 상태에서 아침식사를 하면 마치 자동차의 시동을 걸 듯 위가 움직이기 시작하고 15분 뒤에는 장이 움직이기 시작한다. 이런 위장의 움직임을 이용하여 전날 밤부터 S상 결장에 대기하고 있는 대변을 밀어내는 것이 가장 바람직하다.

③ 아침식사를 마친 뒤 느긋하게 골든타임을 기다린다
아침식사를 마친 뒤에는 신문을 읽거나 텔레비전을 보면서 가능한 한 편안한 마음으로 시간을 보내면서 15~30분 후에 찾아올

골든타임에 대비하자. 화장실에 앉아서 변의가 찾아오기를 기다리기보다 변의를 느낀 후 화장실에 가서 배설하는 것이 이상적이다. 일하는 사람이라면 아침에 골든타임을 기다리기가 어려울지도 모른다. 하지만 가능하면 조금 일찍 잠자리에서 일어나 여유롭게 시간을 확보하는 것이 좋다. 일찍 일어난다는 것은 자기계발의 시간과 배변을 위한 완벽한 타이밍을 확보한다는 일석이조의 효과가 있다.

또한 배변 횟수는 사람에 따라서 차이가 있는데, 먹을 때마다 화장실에 가는 사람도 있다. 그러나 이것은 위에 들어온 음식물 때문에 위가 움직이고 연달아 장이 움직이는 반사작용이 남보다 강할 뿐 문제가 되지는 않는다. 만약 아침 골든타임을 놓쳐도 점심식사 후에 다시 배변의 기회가 찾아온다. 아침식사 후에 원활히 배변하지 못한 사람도 패자부활전을 치를 수 있는 셈이다. 아침과 점심, 둘 중 하나를 자신의 골든타임으로 확실히 만들면 변비로 고민하지 않는 쾌적한 배변생활을 할 수 있다.

골든타임을 놓치지 말자

늘 정해진 시간에 자신의 장에 맞는 식사를 하면 하루 한 번은 골든타임이 찾아온다.

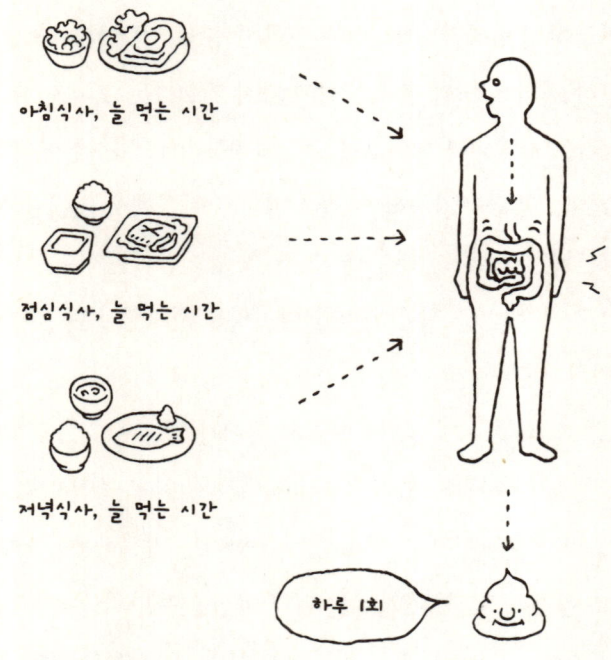

식사는 쌀(되도록 현미), 야채, 생선, 콩을 중심으로 한다.

몸이 행복해지는 바나나 변을 누자

배변 타이밍에 대해 이해했다면 이제 이상적인 대변은 어떤 것인지 생각해보자.

변은 소장에서 영양분이 흡수된 뒤의 찌꺼기로 보통 70~80퍼센트가 수분으로 구성되어 있다. 나머지 20~30퍼센트 중 절반 이상은 장내세균의 사체 그리고 식이섬유나 소화되지 않은 음식물, 지방성분과 살아 있는 장내세균으로 구성되어 있다. 그러나 변은 어떤 음식을 많이 섭취하였는가에 따라서 그 배합과 형태, 색깔, 냄새가 크게 달라진다. 이상적인 변을 보는가, 열악한 변을 보는가는 앞으로 어떤 인생을 보낼 것인가 하는 문제와 깊은 관련이 있다면 지나친 비약일까?

가장 이상적인 변의 색깔은 황토색이나 짙은 갈색이며, 형태는 바나나와 같고, 그것의 무르기는 약 70~80퍼센트의 수분을 함유한 것인데 이것을 '부드러운 바나나 변'이라 부른다. 이 같은 바나나 변의 재료가 되는 것은 섬유질이 많이 함유된 채소류나 해

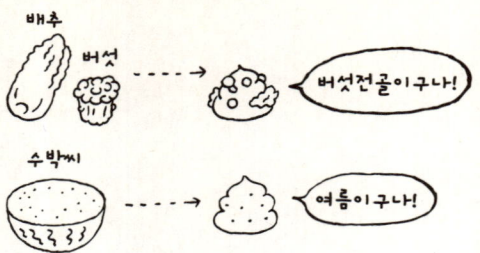

초류, 버섯류 등이다. 사실 이것들은 모두 소화되기 어려운 음식물이다. 결국 소화되지 않고 그대로 장을 통과하면서 저절로 변의 부피가 증가한다. 게다가 수분도 적당히 함유하고 있어서 좀처럼 변비에 걸리지 않는다.

내시경 검사로 여러 사람들의 장 속에 있는 변을 살펴보면 계절이 느껴진다. 보통 내시경 검사일 하루 전에는 식사 시간을 제한하고 섬유질이 많고 소화되지 않는 음식 몇 가지를 금식하도록 한다. 그래서 검사할 때는 가능한 한 위장을 텅 빈 상태로 만든다. 그런데 때때로 규칙을 제대로 지키지 않아서 장에 몇 가지 음식물 찌꺼기가 남아 있는 경우가 있다. 그러면 전날 섭취한 음식을 확인할 수 있다.

예컨대 배추나 버섯이 보이면 "이제 전골요리를 즐기는 계절이 되었구나", 수박 씨앗이 보이면 "이제 여름이구나"……. 그 외에도 키위 씨, 미역, 옥수수 등 소화가 다 되지 않고 그대로 변으로 나오는 경우가 많아 그 사람이 전날 무엇을 먹었는지 알 수 있다. 그 중에는 검사를 받는 김에 장 청소를 하겠다며 곤약을 잔뜩

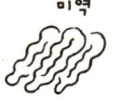
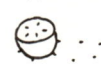
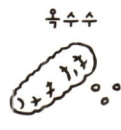

먹고 오는 사람도 있다. 하지만 곤약은 소화되지 않고 장시간 장 안에 남아 있게 된다. 따라서 장을 깨끗이 청소하는 역할을 다하지 못한다.

그렇다면 '나쁜 변'이란 어떤 것을 말하는 것일까? 나쁜 변은 크게 두 가지로 나눌 수 있다. 우선 수분이 90퍼센트 이상인 '설사'나 '진흙 같은 변'이다. 이것은 동물성 단백질이나 지방이 많이 함유된 음식을 섭취하였을 때 이를 소화시키기 위해 분비되는 담즙이 제대로 나오지 않아 나타나는 현상이다. 변이 황토색이나 갈색 이외의 색깔을 띨 때는 위험신호로 파악해도 좋다. 특히 붉은색의 혈변이나 검은 코르타르와 같은 변이 나올 때는 위장에 문제가 생긴 것이니 주의해야 한다. 물론 붉은 변은 항문 근처의 출혈 때문일 가능성이 높다.

검은 변일 때는 위나 십이지장에서 나온 혈액이 위산에 의해 산화되어 검어진 것이다. 하얀 색깔이라면 간장이나 췌장의 질병, 담낭의 질환에 의한 소화불량이거나(바륨을 먹은 경우는 제외) 담즙이나 췌액이 제대로 분비되지 않은 상태다. 또 간암, 췌장암, 담낭암 등의 질병이 숨어 있을 가능성도 염두에 둬야 한다. 만약 녹색을 띨 때는 반대로 담즙이 지나치게 많이 나온 상태다. 주로 지나친 음주 뒤에 나타난다.

다른 하나는 토끼 똥처럼 방울져 나오는 변이다. 이 경우는 수분이 50퍼센트 미만이며 가장 좋지 않은 형태의 변이다. 이것은 변이 매일 몸 밖으로 배출되지 않고 장시간 장 안에 정체되어 나타나는 현상이다. 장 안에 머무르는 시간이 길어질수록 변의 색깔은 검어지고 단단하며 동그란 형태로 변해간다. 보통 육식 위주의 식생활을 하는 사람은 이러한 '토끼 똥'이나 '설사', '진흙 모양의 변'이 많다.

섭취한 음식물은 변의 냄새에도 크게 영향을 미친다. 육류를 많이 먹으면 장내에 나쁜 균이 증식하기 때문에 매우 강렬한 냄새를 발산한다. 또한 부추나 마늘과 같은 향이 강한 음식물을 먹은 뒤나 건강보조식품을 섭취한 경우에도 그 성분의 영향으로 인해 냄새가 나기도 한다. 반대로 야채 등 섬유질을 다량 함유한 음식을 섭취하면 장내에 유익한 세균이 우위를 점하기 때문에 냄새도

좋은 변과 나쁜 변

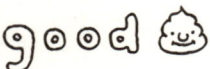

이렇게 멋진 바나나 변을 '스윽' 하고 부드럽게 볼 수 있다면 완벽하다. 처음에는 변기의 물 위에 떠 있지만 차츰 가라앉는 것이 좋은 변이다.

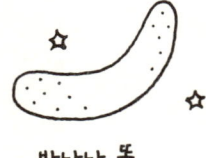
바나나 똥

- 수분: 70~80퍼센트
- 색: 황토색~갈색
- 무게: 200그램(바나나 두 개 분량)
- (고기를 많은 섭취한 사람은 100그램)

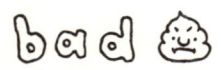

설사와 변비를 반복하는 사람은 생활습관이나 장내 환경이 매우 좋지 않다. 주의를 기울여야 한다.

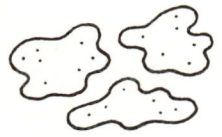
설사, 진흙 모양 똥

- 수분: 90퍼센트 이상
- 색: 흰색, 녹색
- 검은색, 붉은색(혈변)은 요주의!

토끼 똥 모양의 딱딱한 변이 가장 바람직하지 않다.

토끼 똥

- 수분: 50퍼센트 이하
- 색: 검은색

강하지 않다. 그러면 집 밖에서 배변을 하더라도 타인에게 불쾌감을 주지 않는 매너 좋은 변을 볼 수 있다. 건강한 바나나 변이라면 자신은 물론 타인도 행복해질 수 있다.

잔변감으로 진단하는 건강의 이상신호

배변 방법에 따라서도 이상적인 변인지를 판단할 수 있다. 가장 이상적인 경우는 배변 후 휴지로 엉덩이를 여러 번 닦거나 집요하게 세정하지 않아도 될 만큼 잔변감 없이 원활하게 배출된 변이다. 무르기는 잘 익은 바나나처럼 부드럽고, 양은 바나나 두 개 분량인 약 200그램이 적당하다. 색깔은 섭취한 음식물에 따라 다르지만 역시 황토색에서 갈색이 좋다.

반대로 나쁜 변은 배변 후 몇 번을 닦아도 개운하지 않을 정도로 질척거리는, 이른바 잔변감이 있는 유형이다. 매일 같이 잔변감이 있고 출혈을 동반하는 변을 보는 사람이라면 항문 주위에 치

*주로 췌장이나 타액선에서
분비되는 소화효소.

질이 있거나 직장 근처에 질환이 있을 가능성도 있으므로 검사가 필요하다.

　잔변감 없이 개운한 대변을 만들기 위한 조건은 역시 올바른 음식물 섭취이다. 야채나 현미, 섬유질을 다량으로 먹으면 장에서 흡수되지 않고 그대로 배출되기 때문에 변의 부피가 200그램 전후가 되어 부드럽게 밀려나온다. 그러나 고기나 흰쌀밥, 수용성인 전분질이 많은 감자와 같은 음식물은 대부분 장에서 흡수된다. 그렇게 되면 변으로 나오는 것은 섭취량의 10분의 1 정도에 해당하는 100그램 전후다. 육류나 전분질을 많이 먹으면 살이 찐다고 하는 것은 이 같은 이유 때문이다.

　또한 아무리 몸에 좋은 것을 먹는다고 해도 꼭꼭 씹지 않고 삼키면 잔변감이 있는 대변을 보게 된다. 입 안에서 꼭꼭 잘 씹어주는 것은 매우 중요한데, 타액 속에 포함된 *아밀라아제라는 효소와 잘 섞여서 음식물은 소화되기 쉬운 형태로 잘게 부서진다. 그러면 섭취한 음식물은 위에 부담을 주지 않고 장까지 부드럽게 이동하게 되고 효율적으로 변을 생산할 수 있다. 옛날부터 '빨리 먹고 빨리 싸는 것은 능력 중 하나'라는 말이 있다. 하지만 '빨리 먹기'를 권할 수는 없다!

빨리 먹는다고 해서 변비에 걸리는 것은 아니지만 대변 후 잔변감 없는 개운한 변을 볼 수 없기 때문이다. 오히려 잘 씹지 않고 빨리 먹게 되면 '배가 부르니 더 이상 먹지 말라'고 하는 지령이 포만중추에 도달하기 전에 이미 많은 양을 먹게 되기 때문에 비만의 원인이 되기도 한다. 잘 씹으면 씹을수록 음식은 위 안에서 위액과 잘 섞여 부풀려지고, 그 포만감은 포만중추에 '배부르다'라는 신호를 보내기 때문에 과식을 막을 수 있다.

덧붙여 장내에 유익균이 활발히 활동하는가, 직장에서 윤활유 역할을 하는 '직장액'이 제대로 분비되는가도 매우 중요하다. 이 윤활유가 적절히 나오면 변은 직장 점막에 들러붙지 않고 말끔히 배출된다. 따라서 '빠르고 끝맺음이 분명한 배변'은 반드시 자신의 습관으로 만들어야 한다.

현대인들의 식습관과 생활방식을 감안한다면 이런 조건이 상당히 어려운 일처럼 여겨진다. 그러나 개나 고양이 같은 동물들

빨리 먹기는 NO, 빠른 배변은 OK!

① 빨리 먹는 것은 몸에 좋지 않다! 남성은 빨리 먹는 경향이 있는데 꼭꼭 씹어 천천히 식사하도록 하자.

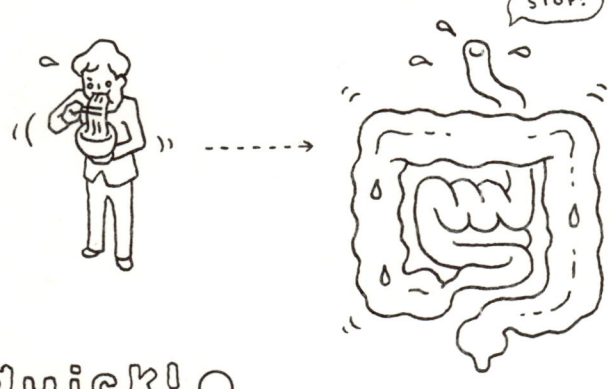

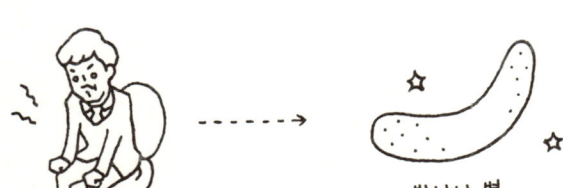

② 빠른 배변은 건강하다는 증거다. 하지만 무리한 배변은 금물이다. "빨리, 빨리" 하고 힘을 주어 억지로 변을 보지 않도록 한다! 치질에 걸릴 우려가 있다. 물론 배변에는 약간의 힘이 필요하다.

은 어찌 된 일인지 자연스럽게 뒤끝이 깔끔한 변을 보고 있다. 옛날에는 인간도 이들 동물처럼 대변을 본 뒤에 엉덩이를 닦지 않아도 될 만큼 깔끔한 변을 매일 보았다는 사실을 아는가? 잘못된 식습관이 깔끔하지 못한 배변생활을 낳은 것이다.

원하는 모든 것을 손에 넣을 수 있고, 먹고 싶은 것을 선택하여 골라먹을 수 있을 만큼 풍요로운 시대와 어울리지 않게 정작 인간은 매일 아침 잔변감과 변비 혹은 설사로 고통스러워하고 있다. 과거 가난했던 시절에는 잔변감 없이 개운하게 배변했다는 사실을 떠올려보면 너무도 아이러니한 상황이다.

왜 여자는 남자보다 변비에 잘 걸릴까?

변비란 장내에 음식물 쓰레기가 쌓여 있는 것이다. 그런 상태가 며칠 동안 계속되면 장내에 유해균이 증식하여 유해가스가 발생한다. 그로 인해 배는 무겁고 불편하며 통증에 시달리게 된다. 심

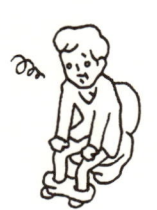
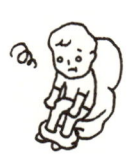

성인뿐 아니라 어린 아이가 변비로 어려움을 겪는다면 문제가 심각하다.

지어 지독한 냄새의 방귀가 불쾌감을 더한다. 의학적으로는 3일 이상 배변이 전혀 없거나 배변시 1분 이상 무리한 힘을 주거나 변이 딱딱한 상태를 변비라고 정의하고 있다. 비록 토끼 똥 같은 동글동글한 변이라도 나오면 변비라고는 말할 수 없다. 그러나 매일 배변하는 습관이 있는 사람이 1~2일 동안 변을 보지 못하면 기분이 나쁠 것이다. 그 경우도 넓은 의미에서 변비의 범위에 포함시킬 수 있다.

변비로 고민하는 사람은 매년 증가하고 있다. 특히 여성은 남성보다도 심각해서 그 중에는 일주일에 한 번도 변을 보지 못하는 사람도 있다. 또 최근에는 변비로 고민하는 아이들도 급증하고 있다. 이대로라면 장 건강은 남녀노소를 불문하고 평생 주의 깊게 살펴야 하는 골칫거리가 되어버린다. 왜 그렇게 변비로 고민하는 사람이 증가하고 있는 것일까? 그 원인을 몇 가지 살펴보자.

① 대변을 볼 수 있는 골든타임을 놓친다

변비는 대부분 여기서 시작한다. 변비에 쉽게 걸리는 사람은 학창시절부터 무의식중에 해온 생활습관이 원인인 경우가 많다. 잠자리에서 일어나 아침식사를 허겁지겁 먹고 등교한다. 그러면 골든타임이 찾아올 무렵에는 대부분 전철이나 버스 안에 있거나 한창 걷고 있을 때다. 당연히 화장실에 갈 상황이 아니니 미루게 되고 그래서 변이 쉽게 나오는 골든타임을 놓쳐버린다.

점심식사 전후 다시 골든타임이 찾아오지만, 특히 여성의 경우는 학교에서 대변을 보는 것을 창피하게 생각하고 수업시간에 자리를 비우는 것도 어렵다는 이유로 다시 미루게 된다. 이렇게 장이 보내는 신호들을 계속해서 무시하면, 그 같은 신호를 알아차리지 못하게 되고 결국 변비에 걸리고 만다.

학창시절부터 이 같은 습관이 몸에 밴 사람은 사회인이 되어서도 거의 같은 생활패턴을 반복한다. 비록 학교가 회사로 바뀌어도 여성들은 화장실에서 변을 보는 것이 부끄럽고 오랜 시간이 걸린다는 이유로 골든타임을 자꾸 놓쳐버린다. 그렇기 때문에 변비로 고민하는 여성이 남성보다 많은 것이다. 이렇게 습관적으로 배변 타이밍을 놓치면 어떻게 될까? 변을 보고 싶은 욕구를 참으

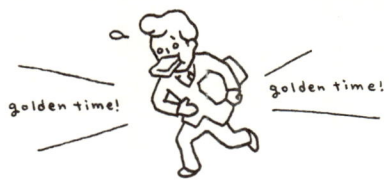

면 뱃속이 거북한데, 이것은 배변되지 못한 음식물로 장 내부 압력이 높아졌기 때문이다. 이런 상태가 계속 반복되면 통증에 둔감해지고 장이 보내는 신호를 느낄 수 없게 된다.

   섭취한 음식물을 소화하고 변을 항문으로 운반하기 위한 위장의 물결 운동은 대개 1분간 3회 정도 반복된다. 이것을 연동운동(peristalsis)이라고 하는데, 배변 신호를 매번 무시하면 이 연동운동도 약해져 변비가 악화된다.

② 아침식사를 거른다

다이어트를 위해 끼니를 거르고, 아침에 출근시간에 맞춰 허겁지겁 나오다 보니 식사를 제대로 하지 못하고, 또 일로 너무 바빠서 먹을 수 없고…… 현대인이 아침식사를 거르는 것은 이런 이유이다. 물론 취침시간이 늦어지면서 한밤중에 간식을 먹는 것도 단단히 한 몫 한다. 아이들 중에도 아침식사를 거르는 경우가 많아졌는데, 그것은 샐러리맨처럼 밤늦은 시간까지 학원 수업을 받고 녹초가 될 만큼 바쁜 생활 탓일지도 모른다.

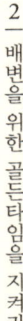

*지나친 다이어트로 하루 종일 아무것도 섭취하지 않은 상태라 몸이 스스로 영양을 흡수하고 보존하려는 상태.

    그러나 앞에서도 이야기하였듯이 위를 비운 채 잠자리에 들고, 아침에 반드시 끼니를 챙겨먹음으로써 위장이 움직이기 시작하면 행복한 배변으로 이어진다. 반대로 아침식사를 거르면 그만큼 일시적으로는 체중이 줄어들지 모르지만 변비에 쉽게 걸리게 된다. 몸 밖으로 배출되지 못한 변은 장에서 무엇이 되겠는가! 오히려 다이어트에 역효과를 초래하는 것이 아닐까? 그보다는 아침에 꼬박꼬박 음식물을 섭취하고 저녁 이른 시간에 가볍게 식사하는 편이 변 때문에 아랫배가 볼록하게 나오는 일도 없어 다이어트에 훨씬 효과적이다.
    또한 식사를 걸러서 너무 속이 비면 몸은 *기아상태가 되어 들어온 음식물을 모두 흡수하려고 한다. 이것 또한 살찌는 원인이 되기 때문에 조금씩이라도 하루 세 끼를 먹는 것이 위장 운동의 리듬을 지켜주고 배변도 원활해진다.

③ 동물성 단백질을 지나치게 섭취한다

변비에 걸리기 쉬운 음식은 칼로리가 높고 대부분 장에서 흡수된

*그밖에 커피나 탄산음료수 중에도
카페인을 함유하고 있는 것.

다. 동물성 단백질이 다량으로 함유되어 있는 육류가 변비를 일으키는 대표적인 음식이다. 육류는 대부분 장에서 흡수되기 때문에 대변의 양은 적어진다.

반대로 쾌변을 촉진하는 음식은 먹어도 살이 찌지 않는다. 즉, 야채, 해초, 버섯류 등은 영양분 이외의 대부분이 소화되지 않은 채 그대로 배설되기 때문에 변의 양을 증가시킨다. 이것들은 변비를 막고 장을 깨끗이 청소해주는 역할도 한다. 식이섬유가 풍부하고 칼로리가 낮은 음식물이야말로 쾌변과 다이어트에 가장 중요한 요소이다.

특히 신선한 야채와 과일을 날 것으로 섭취할 경우에는 생명 유지를 위해 필요한 효소를 보충할 수 있다. 효소가 체내에서 어떤 작용을 하는지 과학적으로 명확히 밝혀지지 않았지만, 효소 보충을 통해서 장 운동을 안정시키고 심신의 건강을 향상시킬 수 있다.

또한 변의 무르기 정도는 수분 양에 따라 결정되는데, 물이나 차 등을 적극적으로 섭취하는 것도 변비 해소에 좋다. 단, 카페인이 함유된 진한 *녹차 같은 음료는 탈수작용이 있어 오히려 역효과가 난다. 몸에서 다량의 수분이 빠져나갈 경우, 체액이 탁해지고 부종을 일으키는 원인이 되기도 한다. 우리의 몸은 하루 2.5리터의 물을 필요로 한다. 그렇다고 무조건 다량의 물을 섭취하는 것도 바람직하지는 않다. 자신의 컨디션을 무시하고 다량의 수분을 섭취할 경우 위액이 옅어지거나 배탈이 날 수도 있기 때문이다.

그 외에도 비타민, 미네랄류, 장내의 유산균을 증가시키는 음식물도 변을 기분 좋게 배설하는 데 도움이 된다.

④ 불규칙한 생활이 반복된다
매일 불규칙한 시간에 잠자리에 들고, 불규칙한 식생활을 반복하는 사람들은 대부분 변비 증상을 보인다. 그 가운데서도 수면부족은 가장 큰 원인으로 작용한다. 왜냐하면 변은 수면을 취하는 동안에 S상 결장까지 내려오기 때문에, 밤늦게까지 깨어 있고 게다가 그 사이에 음식물을 먹거나 마신다면 변비가 생길 수도 있

다. 수면시간 동안 위를 비워두는 것은 매우 중요하기에 비록 소량이라도 잠자기 직전까지 먹고 마시는 것은 좋지 않다.

또한 몸을 매일 적당히 움직이지 않으면 장 운동도 둔해진다. 따라서 평소 운동이 부족한 사람은 주의가 필요하다. 그러나 갑자기 격한 운동을 지나치게 하는 것도 역효과를 초래한다. 땀을 너무 많이 흘리면 수분부족을 일으킨다. 수분을 충분히 보급하면서 적당한 운동을 하는 습관을 가져야 한다.

⑤ 스트레스에 민감하다

장 운동에 가장 큰 영향을 미치는 것이 스트레스다. 초조하게 긴장하고 좋지 않은 일을 생각하며 불안을 느끼면 위와 장도 제 기능을 다하지 못한다. 때로는 그 기능이 지나쳐 설사를 일으키는 경우도 있다. 나중에 자세히 설명하겠지만, 위장은 자율신경 기능과 밀접한 관계가 있어 자신의 의사와는 상관없이 기능하는 성향이 매우 강하다. 자율신경의 지배를 받고 있기 때문에 장을 '제2의 뇌'라고 하기도 한다.

시간적 여유가 없는 생활이 변비를 만든다!

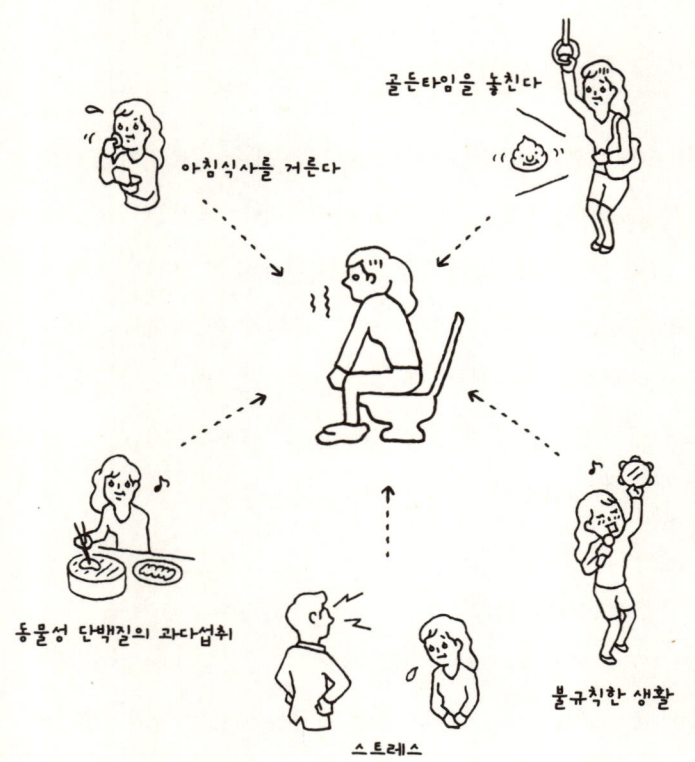

이런 생활습관에 젖어 있는 사람은 변비에 걸리기 쉽다. 시간적으로 여유 없는 생활도 변비의 적이다. 조금 일찍 일어나고 조금 일찍 잠자리에 들기 위해 자신의 하루를 점검해봐야 한다.

또한 초조나 불안 등의 스트레스는 혈액에도 악영향을 미친다. 통증이라는 것은 혈액의 흐름이 정체한 곳에서 일어나는데, 복통이나 편두통도 이 같은 원인으로 일어나곤 한다. 위장 운동이 나빠질 때는 방귀도 자주 나오기 때문에 이것을 하나의 신호로 받아들여야 한다.

치질→변비→치질의 악순환

잔변감이 없는 개운한 변을 한 달에 한 번 정도 볼까말까 하는 사람들은 변비와 설사를 반복하게 되고 결국 '치질'이라는 파국을 피할 수 없다. 변비에 쉽게 걸리는 사람은 배변할 때 단단한 변을 내보내기 위해 힘을 지나치게 주게 되어 항문 주변의 혈액순환이 나빠지고 단단한 변이 항문의 점막에 상처를 입혀 출혈을 일으키게 된다. 이것이 바로 치질의 시작이다.

설사를 하는 사람은 하루에도 몇 번이고 화장실에 가게 되는

데 그때마다 엉덩이를 닦으면서 항문 점막에 상처를 입혀 '치열'이 되거나, 소화되지 않고 배설되는 음식물이 항문을 자극하여 치질을 악화시키는 경우도 있다. 또한 화장실에 너무 자주 가서 항문이 아파 제대로 닦지 못하면 항문 주위가 불결해져 치질이 생기고 악화되기도 한다.

여성 중에도 의외로 치질로 고민하는 사람이 많은데, 그 원인은 변비뿐이 아니다. 임신이나 출산을 계기로 치질이 생기기도 한다. 임신 중에는 배가 불러오기 때문에 장이 압박을 받고 변비에 걸리기 쉬워진다. 게다가 출산 때 아기가 나오면서 항문에 부담을 주어 항문으로서는 거듭 엄청난 일들을 겪게 된다.

치질에는 크게 세 가지 유형이 있다. 바닥에 엉덩이를 밀착시키는 정좌 습관을 가진 사람은 항문 근처의 혈액순환이 좋지 않은 탓에 치질에 걸릴 확률이 높다는 설도 상당히 근거가 있다. 자신에게 치질이 있다는 사실조차 모르는 사람도 많기 때문에 여기서 그 특징에 대하여 간단히 설명하고자 한다.

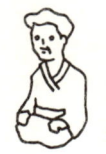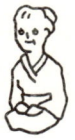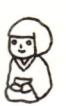

일본이나 한국에 치질환자가 많은데
그것은 좌식문화 때문일까!?

① 치핵

항문 주변의 혈액순환이 나빠져 일어나는 것인데, 직장의 말단이나 항문을 지나는 가느다란 정맥의 일부가 사마귀처럼 부푼 것이 치핵이다. 변비나 출산 시 태아가 나오면서 생기는 경우가 많고 출혈이나 통증, 잔변감 등이 특징적인 증상이다. 항문이 닫히는 부근에 있는 치상선이라는 올록볼록한 선보다 안쪽에 생기는 것을 '내치핵', 바깥쪽에 생기는 것을 '외치핵'이라고 한다.

항문 근처에 변이 남아 있는 불결한 상태로 내버려두면 치열을 동반하기 쉽기 때문에 쓰리고 아파도 반드시 깔끔히 세정하는 것이 좋다. 심해지면 수술이 필요하다. 그러나 세정기가 부착된 비데가 보급되면서 일본의 경우 환자 수는 10분의 1 정도로 급감했다.

② 치열

이것은 원래 가지고 있던 치핵이 찢어지면서 생기는 경우가 많다. 또한 단단하고 커진 변을 배설할 때 찢어져 이것이 만성화되

80년대에 엉덩이를 물로 씻는 가정용 비데가 등장하였다. 비데의 보급에 따라 치질 환자는 확실히 감소했다.

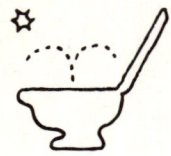

어 거꾸로 치핵이 되기도 한다. 변비나 출산 때문에 생기는 경우도 있다. 주요 증세는 통증으로, 배변할 때 휴지에 묻을 정도의 출혈 흔적도 볼 수 있다.

이 치열이 만성화하면 상처 부위에 화농이 생겨 부어오르고, 강렬한 통증 때문에 항문 괄약근이 긴장하여 항문이 좁아져 가느다란 변밖에 나오지 않을 수도 있다. 또한 대변 속의 대장균이 상처 부위로 침입하여 염증을 일으켜 성가신 일이 벌어지기도 하기 때문에 항상 항문 부근을 깨끗이 닦아 청결을 유지해야 한다. 증상이 심각하지 않다면 외용약을 발라 치료할 수 있다.

③ **치루**

이것은 가장 까다로운 치질이다. 처음에는 항문 출구 부근에 화농이 있고 통증이 느껴지는 종기가 생겨 '항문주위농양'이라는 병에 걸린다. 그것이 악화하여 안쪽의 직장 점막에서 바깥쪽의 피부로 통로가 생긴 상태를 치루라고 한다. 항문 바깥과 안쪽이 항문 이외의 장소에서 이어지기 때문에 항문이 아닌 부분으로 자신도 모르는 사이에 변이 스며나와 속옷을 더럽히는 경우도 있다.

　화농이 나오기 전에는 앉을 수 없을 만큼 심한 통증이 동반되지만 항생물질을 복용하면 낫는다. 그러나 그대로 방치하면 농이 나오고 통증은 일단 잦아들지만 상태는 계속 악화되기 때문에 수술에 의한 치료가 필요하다.

　매일 배변이 원활하고 항문 주위가 깨끗하다면 치질로 고민하는 일은 없을 것이다. 하지만 그 중에는 치질과 비슷한 증상이면서 다른 질병이 감춰져 있는 경우도 있기 때문에 세심한 주의가 필요하다. 예를 들어, 아직 20대인데 반복해서 '치루'가 생긴다면 이것은 나중에 언급할 '크론병'이라는 대장 질환일 가능성이 매우 높고, 특히 젊은 남성(20~30대)에게 자주 나타난다. 또 항문에서 출혈이 있어 치열이라고 생각했는데, 직장암이었던 환자도 있었다. 변에 피가 섞여 나올 때는 반드시 검사를 받아야 한다.

상식 3 　변의 냄새를 좋게 하려면?

　모유밖에 먹지 않는 막 태어난 아이의 변은 달콤한 냄새가 난다. 이것은 장내세균이 아직 유익균으로만 구성되어 있기 때문이다. 그런데 이유식을 시작하면 여러 가지 균체가 체내로 들어오기 때문에 점차 구린 냄새가 나기 시작한다.
　성인의 대변도 야채나 해초, 현미 등 양질의 섬유질을 함유한 음식물을 중심으로 먹으면 유익균이 월등히 많아지기 때문에 냄새는 그리 심하게 나지 않는다. 그러나 육류를 중심으로 먹으면 변은 갑자기 심한 구린내를 풍긴다. 왜냐하면 이 같은 동물성 단백질은 유해균이 대단히 좋아하는 것들이기 때문이다. 결국 변에서 나는 구린내의 원인은 유해균이 좋아하는 육류이다!

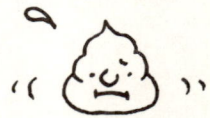

상식 4 쾌변을 도와주는 근육 트레이닝

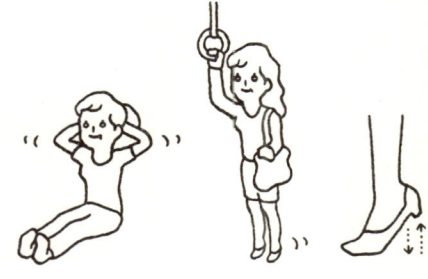

　대장은 근육과 인대, 복막 등으로 이루어져 있기 때문에 제 기능을 하기 쉬운 환경을 만들기 위해서는 이것들을 단련해야 한다. 특히 대장에 도움을 주는 근육은 '복직근(복근)'과 '대요근'이다. 복근을 단련하면 배변할 때 복압을 높여 변이 수월하게 나오도록 도와준다. 대요근이란 등과 골반을 연결하는 대장의 등 쪽에 있는 근육을 말한다. 여기를 단련하면 장 전체에 적절한 자극을 줄 수 있기 때문에 변의를 촉진시키고 쾌변을 볼 수 있도록 유도한다.

　잔변감이 없는 깔끔한 변을 내보기 위해서는 물론 식사에도 주의를 기울여야 하지만 적절한 운동도 필요하다. 복근을 강화하기 위해서는 윗몸일으키기를 하고 대요근을 강화하기 위해서는 버스나 지하철을 탔을 때 뒤꿈치를 몇 초 간격으로 들었다 놓았다 하는 것이 도움이 된다. 특히 복근운동은 대장의 기능을 돕는 동시에 나이를 먹으면서 신경이 쓰이는 배 둘레도 쏙 들어가게 하니 일석이조다. 변비와 치질 예방만을 위해서 복근운동을 하는 것이 아니라 아름다운 몸매를 위해서라면 좀 더 동기부여가 되지 않을까?

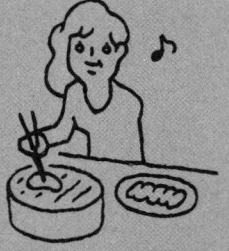

3

장은 당신을 위해 24시간 내내 일한다

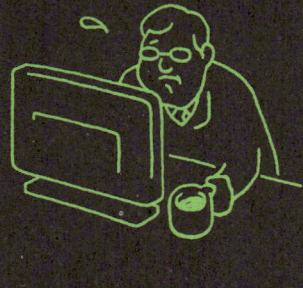

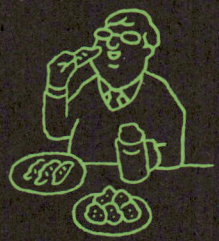

오늘의 장이 내일의 건강을 결정한다

장은 음식물 속에 있는 영양분을 흡수하고 혈관을 통해서 그 영양소를 각 장기로 공급해주는 체내 에너지 기관이다. 자동차의 엔진과 같은 것인데, 만약 이곳이 제대로 작동하지 않는다면 그 차는 원활히 달릴 수 없을 것이다. 게다가 수명은 어떻겠는가? 장은 몸에 불필요한 노폐물과 독소를 대변으로 배설하거나 세균이나 바이러스 등의 침입자를 무찌르고 산화예방을 위해 면역력을 높이거나 효소나 비타민을 합성하는 등의 일로 24시간 내내 쉴 틈이 없다.

장은 우리가 건강하게 살아갈 수 있도록 한밤중에도 많은 일을 한다. 따라서 우리도 장을 함부로 다루지 말고 세심하게 유지·보수를 해주어야 한다. 그것이 이른바 정장(整腸)활동이다. 그리고 장을 유지·보수하고, 깨끗이 하는 데 가장 중요한 것은 우리들의 생활습관이다. 충분한 수면, 적절한 운동, 바람직한 식사, 이 3박자가 조화롭게 이루어지면 깨끗한 장을 가질 수 있다.

음식물 이외에도 위와 장의 오래된 점막이 떨어져 나와 변으로 배설되기 때문에 우리의 장은 24시간 내내 열심히 일한다.

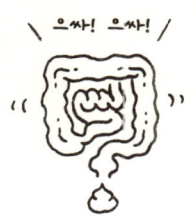

깨끗한 장이란 점막이 분홍색으로, 움직임이 부드럽고 오래된 변이 모여 있지 않아야 한다. 이 상태를 늘 유지할 수 있다면 장은 본래의 일을 제대로 수행할 수 있고 우리들은 피로와 질병 없이 건강한 나날을 보낼 수 있다. 그렇다면 깨끗한 장을 만들기 위한 생활습관과 반대로 장을 더럽게 만드는 생활습관은 무엇일까? 세부적인 행동 패턴을 자신의 생활습관과 비교하면서 생각해보자.

이상적인 장을 만드는 라이프 스타일

사례 ❶ A씨는 35세, 남편과 맞벌이로 일하는 사무직 여성으로 아이는 없다. 모 기업의 총무부에 다니며 근무 시간은 오전 9시부터 오후 5시까지이며 주로 앉아서 일한다.

● **AM 6:30 기상**

자명종이 올리자마자 배에서 꼬르륵 하고 소리가 난다.
공복상태에서 산뜻하게 잠이 깬다.
세수를 하고 물 한 잔을 마신 후 아침식사를 준비한다.

체크 포인트! 배가 빈 상태로 일어나는 것은 전날 밤 음식물을 섭취하지 않고 잠을 잤다는 증거다. 이부자리에서 빠져나와 물 한 잔을 마시면 취침 중 빠져나간 땀과 수분이 보충되고 그것이 소장으로 흡수되어 장 전체를 촉촉하게 해준다. 결국 장이 워밍업을 하는 셈이다.

● **AM 7:00 아침식사**

남편과 가볍게 대화를 나누면서 아침식사를 한다.
메뉴는 보리빵, 샐러드, 야채수프, 사과 1개.

체크 포인트! 매일 같은 시간대에 하루 세끼를 모두 섭취하는 것이 장의 리듬을 유지하는 요령이다. 특히 조금 일찍 일어나 꼬박꼬박 아침식사를 하는 것이 가장 중요하다. 식사 중 반드시 야채를 섭취하도록 한다.

● AM 7:30 골든타임

아침식사를 마치고 30분 뒤에 배변하는 것이 습관이다.
양은 바나나 2개 분량. 잔변감도 없고, 색깔도 좋고, 냄새도 없다.

체크 포인트! 텅 빈 위 속에 음식물이 들어가면 일단 위가 움직이기 시작하고, 약 15분 뒤에는 장이 움직이기 시작한다. 이 움직임을 이용하여 전날 먹은 것을 아침나절에 변으로 내보내는 것이 이상적이다. 아침식사 후 30분 정도가 지나면 변을 보기 위한 골든타임이 찾아온다.

● AM 8:00 출근

통근할 때는 가능한 한 등을 바로 펴고 자세를 바로잡아 걷는다.

전철역에서 에스컬레이터는 절대 이용하지 않고 계단을 이용한다. 전철 안에서 빈자리가 생겨도 앉지 않는다.

체크 포인트! 운동부족이 되기 쉬울 때는 통근시간을 이용하여 의식적으로 적당한 운동을 한다. 골격근 전체를 움직여서 혈액순환을 촉진시키고 장의 움직임을 부드럽게 한다.

● AM 9:00 업무 개시

주로 앉아서 하는 업무가 많다.
서서 하는 일이나 심부름 등을 자발적으로 한다.
1시간 이상 계속해서 앉아 있지 않도록 주의하면서 일한다.

체크 포인트! 직장인에게 치질이 많은 것은 의자에 앉아서 움직이지 않는 경우가 많기 때문이다. 장시간 앉아 있으면 항문 부근의 혈액순환이 나빠져 치질이 되기 쉬우니 1시간 마다 자리에서 일어나 움직이도록 하자.

이상적인 장을 가진 사람은 매일 활력이 넘친다!

① 규칙적인 생활을 하고 가급적 집에서 만든 음식을 먹는다. 이렇게 하면 피부도 활력이 넘치고 나이보다 젊은 외모와 건강을 유지할 수 있다.

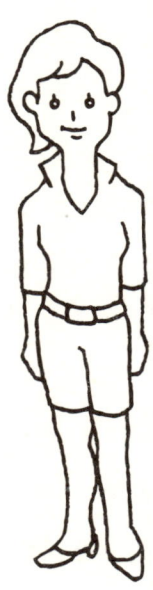

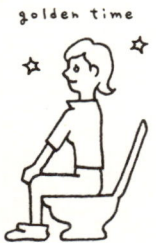

② 골든타임을 놓치지 않는다! 잔변감이 없고 배변 후 냄새도 심하지 않다.

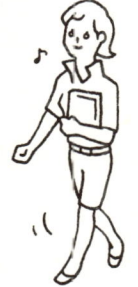

③ 사무 업무에 종사하여도 의식적으로 몸을 움직이려고 한다.

● **PM 12:00 점심식사**

이탈리안 식당에서 동료와 파스타를 먹는다.
메뉴는 버섯과 야채 파스타, 미니 샐러드.
식사 후에 커피 한 잔.

체크 포인트! 매 끼니마다 의식적으로 야채를 섭취하도록 주의를 기울이는 것은 매우 중요하다. 버섯에는 식이섬유가 많다. 식사 중에 커피를 마시면 장 안에서 지방분을 흘려보내기 때문에 되도록 식사 후에 마시도록 한다.

● **PM 1:00 업무 개시**

오전과 마찬가지로 앉아서 일하는 시간이 많다.
편의점에서 사온 미네랄워터를 꾸준히 마신다.

체크 포인트! 우리들의 몸 속에서는 매일 10리터의 수분이 입에서 항문에 이르는 동안 분비되고 재흡수되는 과정을 반복하고 있다.

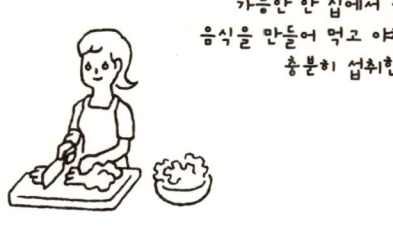
가능한 한 집에서 직접 음식을 만들어 먹고 야채를 충분히 섭취한다.

장에서는 1시간당 최대 1리터의 수분이 흡수되고 있기 때문에 부지런히 수분을 보충하는 것은 장 건강을 위해 필수적이다.

● PM 3:00 간식 시간

동료들과 찐빵을 먹고 잠시 휴식시간을 갖는다.
함께 마신 것은 홍차.

체크 포인트! 카페인이 없는 음료는 위장을 부드럽게 해준다. 카페인은 우리 몸에 탈수현상을 일으킨다는 점에 주의해야 한다.

● PM 7:30 저녁식사

오후 5시에 퇴근하면서 슈퍼마켓에 들러 저녁식사 재료를 산다. 남편과 오늘 하루 있었던 일을 이야기하면서 천천히 식사한다. 메뉴는 잡곡밥, 김치, 구운 생선, 달걀 프라이, 야채를 듬뿍 넣은 된장찌개. 디저트는 배와 파인애플.

*위액이 식도로 역류하여 일어나는 식도의 염증이다. 질병에 의한 심한 구토나 만취하여 구토한 뒤에도 걸릴 가능성이 있다.

체크 포인트! 저녁식사 메뉴는 잡곡, 김치, 야채를 넣은 된장찌개 등으로, 변이 되는 섬유질이 많아서 완벽하다. 동물성 단백질을 섭취하기 위해 육류보다 생선을 선택한 것도 위장의 부담을 덜어준다. 또한 가족과 단란한 분위기에서 대화를 나누며 음식물을 천천히 먹기 때문에 소화·흡수가 원활해진다. 덧붙여 꼭꼭 씹어 먹으면 더욱 바람직하다.

● PM 9:00 휴식시간

식사 후 설거지는 남편과 교대로 한다.
식후에는 차를 마시면서 느긋하게 보낸다.

체크 포인트! 식후에는 섭취한 음식물을 소화하기 위해 혈액이 위장으로 모여든다. 이때 운동을 하면 소화불량을 일으키기 때문에 '식후 휴식'은 매우 중요한 시간이다. 그렇다고 곧바로 눕거나 잠자리에 들면 *역류성 식도염을 일으킬 우려가 있으니 주의한다.

● PM 10:00 요가 시간

텔레비전을 보면서 요가 자세를 취하거나 스트레칭 운동을 한다.

체크 포인트! 출퇴근을 할 때 서기, 걷기를 의식적으로 한다고 해도 현대인은 운동량이 부족하기 쉽다. 약간의 시간을 들여 다른 활동(TV시청, 음악감상)을 하면서 운동하기만 해도 장 운동을 도울 수 있다.

● PM 10:30 반신욕

두 잔 정도의 물을 마시고 느긋하게 반신욕을 한다.

체크 포인트! 느긋하게 욕조에 몸을 담그면 전신의 혈액순환이 촉진되고, 그 날의 피로를 풀어주는 데 효과적이다. 땀을 흘리고 수분부족 상태에 빠지지 않도록 사전에 수분을 보충해주면 혈액순환과 더불어 장 운동도 좋아진다.

● **PM 11:30 취침**

허브티를 마치고 잠자리에 든다.

체크 포인트! 저녁식사 후 케이크 등과 같은 간식을 섭취하는 것은 바람직하지 않다. 취침하기 최소 2시간 전에는 음식물 섭취를 피하고 위를 비워두는 것이 다음날 쾌변을 보는 데 도움이 된다. 도저히 출출함을 견디지 못할 경우에는 보리차, 허브티, 물 등 카페인이 없는 음료를 섭취한다.

● **건강한 장을 위한 7가지 습관**

- 야채 중심의 식사를 하고 동물성 단백질 섭취는 피한다.
- 몸에 좋은 물을 꾸준히 섭취한다.
- 1시간 이상 같은 자세를 취하지 않도록 한다.
- 무리하지 않는 적당한 운동을 의식적으로 한다.
- 취침 전 2시간은 간식을 먹지 않고 위가 텅 빈 상태로 잠자리에 든다.

- 평균 7시간 수면을 취하고 공복감과 함께 잠에서 깬다.
- 정해진 아침시간에 골든타임을 갖고 배변한다.

열악한 장을 만드는 라이프 스타일

사례 ❷ B씨는 46세, 기혼 남성이며 IT업계의 시스템 엔지니어다. 컴퓨터 앞에서 작업하는 시간이 많고 회의와 협상을 주도하는 중간관리직이다.

● **AM 7:30 기상**

자명종 두 개를 끄고도 이불 속에서 뒹굴뒹굴한다.
아내가 깨워서 간신히 일어난다.
일어나면 가슴이 쓰리고 복부 팽만감으로 속이 울렁거린다.
아내가 준비해준 아침식사에는 손도 대지 않고 커피 한 잔만 마신다.

체크 포인트! 밤이 늦도록 하염없이 먹고 마시면 섭취한 것이 소화되지 않은 채 위 안에 남아 있기 때문에 아침까지 위장에 불쾌감이 남는다. 이러면 아침식사를 먹을 마음이 생기지 않는다. S상 결장 부근까지 내려와 있는 음식물은 아침식사가 몸 안으로 들어오면 변이 되어 밀려나오는데 아침식사를 거르면 장내에 그대로 머무르게 된다. 이것으로 아침 배변의 기회(골든타임)를 놓치고 말았다. 또 공복에 커피를 마시면 강한 카페인의 작용으로 위장에 상처를 입히기 때문에 주의해야 한다.

● **AM 8:00 출근**
출퇴근할 때는 최대한 걷지 않는 코스를 선택한다.
계단을 이용하지 않고 늘 에스컬레이터를 이용한다.
전철이나 버스 안에서는 빈자리가 있으면 주저하지 않고 앉는다.

체크 포인트! 전형적인 운동부족형 인간이다. 별도의 시간을 내 운동할 수 없다면 적어도 출퇴근할 때 걷거나 계단을 이용하는

열악한 장을 가지고 있으면 하루하루가 힘들다!

① 몸 상태가 좋지 않다. 안색도 밝지 않다.

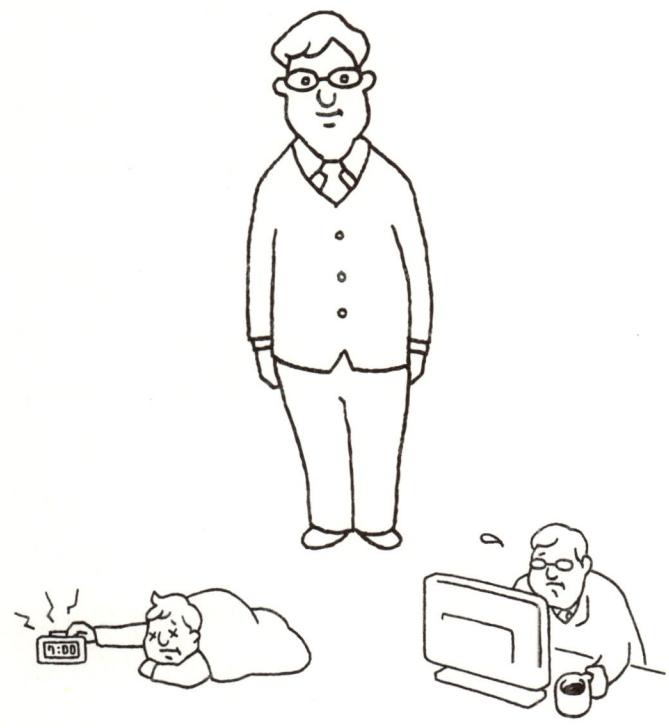

② 아침에도 쉽게 일어나지 못하고 출근시간 코앞까지 이불 속에서 나오지 못한다.

③ 직장에서도 좀처럼 움직이지 않는다. 커피를 연거푸 들이켜고 담배도 많이 피운다. 커피는 지방을 씻어내는 성질이 있기 때문에 공복일 때는 위장에 부담을 준다.

등 부지런히 몸을 움직여야 한다. 적절한 운동이 장 운동을 돕는 다는 사실을 잊지 말자.

● **AM 9:00 업무 개시**
자리에 앉으면 일단 커피 한 잔을 마신다.
일을 시작하기 전에 흡연실로 가 담배를 연달아 피운다.

체크 포인트! 흡연은 체내의 혈액순환을 정체시키기 때문에 좋지 않다. 아침식사를 거르고 커피를 마신 뒤, 게다가 담배를 피우는 행위는 장에 상처를 주고 장 운동을 저하시킨다. 또한 몇 시간 동안 같은 자세로 일하는 것도 장 운동을 둔화시키는 원인이 된다.

● **PM 2:00 점심식사**
늦은 점심시간에 덮밥을 배달시켜 먹는다.
회의시간에 쫓겨 서둘러 먹은 뒤에 흡연실에서 담배를 피운다.
장시간에 걸쳐 회의를 끝내고, 연거푸 담배를 피운다.

체크 포인트! 아침부터 커피밖에 마시지 않았는데 한꺼번에 폭식하면 기아상태에 있던 몸은 섭취한 음식물의 모든 영양분을 흡수하기 때문에 비만의 원인이 된다. 이때 장내 유해균의 증식을 부추기는 기름기 있는 식사는 금물이다. 유해균의 훌륭한 먹이가 되는 것은 동물성 단백질과 지방성분인데 변비를 일으키는 요인이기도 하다. 게다가 황급히 먹었기 때문에 꼭꼭 씹었을 리 없고, 위에서 충분히 소화되지 않은 채 장으로 내려간다. 이 또한 변비의 원인인 동시에 잔변감 있는 변을 만드는 요인으로 작용한다. 이런 상황에서 담배를 연달아 피운다면 대장암을 재촉하는 것과 같다.

● PM 4:30 부서 미팅

어김없이 습관적으로 커피를 2~3잔 마신다.

체크 포인트! 식후에 마시는 커피는 음식물의 지방성분을 씻어내는 데 효과적이지만 지나치게 많이 마시는 것은 금물이다. 카페인은 위액의 분비를 촉진하기 때문에 자신의 위액으로 위 벽에 상처를 줄 수 있다. 위와 장은 이어져 있기 때문에 위의 상태가 나빠지면 장의 상태도 나빠진다.

● **PM 6:00 업무 재개**
자리로 돌아와 다시 컴퓨터 작업에 몰두한다.

체크 포인트! 몸을 거의 움직이지 않으면 장 운동은 둔화되어 변비의 원인으로 작용한다. 게다가 장시간 의자에 계속 앉아 있으면 항문 부근의 혈액순환이 나빠져 치질이 생기기 쉽다. 그러면 배변은 더욱 힘들어진다. 장도 더러워진 상태로 방치된다.

● **PM 9:00 퇴근**
회사 동료와 술집으로 직행한다.
통닭, 소고기구이, 꼬치구이 등을 안주로 먹으면서 맥주와 소주

술과 튀김 안주가 쉼 없이
들어온다면 장은 분명 울고 있다!

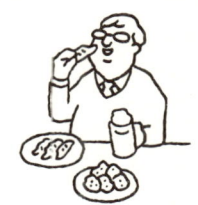

를 2시간 동안 마신다.

체크 포인트! 이 날 두 번째 식사도 고기와 튀김을 주로 먹었다. 장내에는 유해균이 더욱더 득세한다. 알코올은 위에서 약 20퍼센트, 장에서 약 80퍼센트가 흡수되고, 위액, 타액, 소화액의 분비를 촉진하는 효과가 있다. 하지만 그것도 적절한 주량을 섭취했을 때다. 기름과 함께 알코올을 지속적으로 섭취하면 변비와 설사를 반복하는 상태가 된다. 저녁식사를 하는 시간대도 상당히 늦고, 점심식사도 늦은 오후에 하는 등 매우 불규칙하다. 불규칙한 식사는 장의 원활한 리듬을 방해한다.

● PM 0:00 귀가

샤워를 가볍게 한다.
TV를 보며 짭짜름한 스낵을 안주로 캔 맥주 하나를 비운다.

체크 포인트! 욕조의 따뜻한 물에 느긋하게 몸을 담글 기회가 좀처럼 없는 사람은 주의해야 한다. 욕조에 몸을 담그면 장은 물론 온몸의 혈액순환이 좋아지고 소화가 촉진된다. 남성 중에는 욕조에 들어가도 후다닥 금방 나오는 사람이 많은데 바람직하지 않은 습관이다. 욕조에 몸을 담그면 좋다고 해서 알코올을 다량으로 섭취한 뒤에 입욕하는 것은 위험하다. 또 하루 중 휴식을 취할 수 있는 공간을 만드는 것도 체내의 자율신경을 안정시키는 데 도움이 된다.

PM 1:30 취침
잠자리에 든다. 코를 심하게 곤다.

체크 포인트! 아침의 골든타임에 잔변감 없는 변을 보기 위해서는 취침 전에 위 속을 비워야 한다. 취침 직전까지 먹고 마신다면 위에 부담을 주고 아침에 기분 좋게 일어날 수 없으며 변비도 생긴다.

● 장 건강을 해치는 7가지 습관
- 야채를 섭취하려는 노력이 없고 육식이나 튀김 위주로 식생활을 한다.
- 수분은 맥주 등 카페인이 강한 것으로 보충한다.
- 똑같은 자세로 오래 앉아 있곤 한다.
- 운동량이 적고, 욕조에 몸을 담그지 않고 샤워만 한다.
- 취침 직전까지 하염없이 먹고 마신다.
- 취침 시간이 짧고 아침에 잘 일어나지 못한다.
- 변비와 설사를 반복하고, 변 냄새도 강렬하다.

당신의 장은 갈림길에 놓여 있다

당신은 어떤 인생을 살아왔는가? 위의 극단적인 두 가지 사례를 살펴보면 건강한 장을 유지하기 위해서 무엇이 필요한지 알 수 있을 것이다.

아침의 골든타임에 잔변감이 없는 개운한 대변을 보고, 늘 장을 깨끗한 상태로 유지하기 위해서는 생활습관을 개선해야 한다. 식사·운동·수면을 규칙적으로 반복하는 것이 장을 최적의 상태로 만드는 유일한 방법이다. 장은 정해진 리듬에 따라 규칙적으로 생활하도록 되어 있기 때문이다. 그러나 현대인은 규칙적으로 생활해야 한다는 사실을 머리로는 이해하지만 자신도 모르는 사이에 잦은 야근과 술자리 때문에 식사시간이 불규칙하고 야채 섭취가 부족해진다.

일에 쫓겨 제 때 식사를 챙기지 못하고 빈 속에 커피를 자주 마시거나 외식이 잦은 생활을 보내고 있다면, 매일 자신이 무엇을 먹고 있는지 '식사일기'를 기록해보는 것도 식생활을 반성하고 개선하는 데 좋은 계기가 될 수 있다. 또 그런 사람에게 제안하고 싶은 것은 '평소보다 30분 일찍 일어나기'다. 불규칙한 생활을 개선하는 첫걸음은 '아침 시간'에 있기 때문이다.

바쁜 사람들에게 10시 전에 잠자리에 들기란 굉장히 어렵게 느껴진다. 그렇다면 이 악순환의 고리를 어떻게 끊을까? 일단 주말에 일찍 일어나고 등산과 같은 활기찬 육체활동을 하며 낮잠을 피한다면 저녁 8시만 되어도 졸음이 밀려올 것이다. 그것을 계기로 자기 나름의 규칙적인 리듬을 유지하면 매일 일찍 일어날 수 있다.

그러나 갑자기 평소보다 1시간 이상 일찍 일어나려 하다 보면 부작용이 생긴다. 식사량 조절을 통한 다이어트도 그렇듯이 처음부터 무리하지 말고 하루에 10~20분 정도씩 서서히 앞당겨 가는 것이 좋다. 그리고 평소 거르던 아침식사를 꼬박꼬박 챙겨먹고 골든타임을 맞이한 다음 출근하거나 집안일에 전념한다. 이것만으로도 장은 매우 기뻐하며 당신의 건강을 위해 최선을 다할 것이다.

상식 5 방귀로 장의 건강을 알 수 있을까?

변은 S상 결장 부근에 정체해 있는 동안 가스를 발생시킨다. 그 절반은 장의 혈관을 통해 체내로 흡수되어 체취가 되고 나머지는 방귀가 되어 몸 밖으로 배출된다. 매일 아침 쾌변을 보는 사람은 변이 S상 결장 부근에 정체하는 시간이 짧기 때문에 가스도 잘 차지 않고 방귀도 그다지 나오지 않지만 변비인 사람은 상당히 자주 방귀를 계속해서 뀌게 된다.

또 가스를 많이 발생시키는 균을 장내에 키우고 있는 사람도 빈번하게 방귀를 뀌게 되고 강렬한 냄새를 풍긴다. 왜냐하면 가스를 발생시키는 균은 유해균의 일종으로 동물성 단백질을 먹이로 번식하기 때문이다.

방귀 냄새는 이처럼 먹은 음식에 따라서 다르다. 간단히 말하면, 유해균의 먹이가 되는 고기나 지방성분을 많이 섭취한 사람의 방귀는 냄새가 심하고, 유익균의 먹이가 되는 섬유질을 많이 섭취한 사람은 냄새가 거의 없다. 유익균의 먹이를 증가시키면 장내 환경이 정돈되어 방귀도 그다지 나오지 않고, 설령 방귀가 나왔다 해도 그리 냄새가 나지 않을뿐더러 변비에 걸릴 위험도 낮아진다. 방귀는 당신이 무엇을 먹었는지 알 수 있는 동시에 깨끗한 장의 바로미터이다.

상식 6 숙변에 대한 오해와 진실

사람들은 숙변(장벽에 몇 년씩 들러붙어 있는 오래된 변)이라는 것이 있다고 생각하는데, 비록 아무리 지독한 변비에 걸린 사람이라도 이처럼 변이 장기간에 걸쳐 정체하는 일은 없다. 실제로 의학용어로 '숙변'이라는 말은 존재하지 않는다. 건강한 장은 윤활유 역할을 하는 장액을 끊임없이 분비하기 때문에 변이 장벽에 들러붙는 일은 있을 수 없다. 무엇보다 변은 장벽과 직접 닿지 않은 채 몸 밖으로 배설된다.

그러나 변비인 사람의 경우는 먹은 음식물이 배설되기까지 며칠이 걸리기 때문에 몸에 해로운 물질도 장내에 오랫동안 머물게 되고, 장 점막을 통해 체내로 흡수된다. 이것이 여드름, 종기, 피부 트러블, 두통, 부종, 피부 건조, 냉증을 일으키는 원인이 되기도 한다. 변비인 사람일수록 대장암의 발생률이 높다고 말하는 것도 부패한 음식물의 독소나 인공첨가물 등에 포함되어 있는 화학물질, 중금속 등이 장벽과 오랫동안 접하기 때문이다.

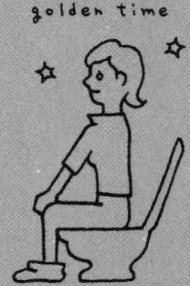

4 균형 잡힌 장내세균이 일하게 하라

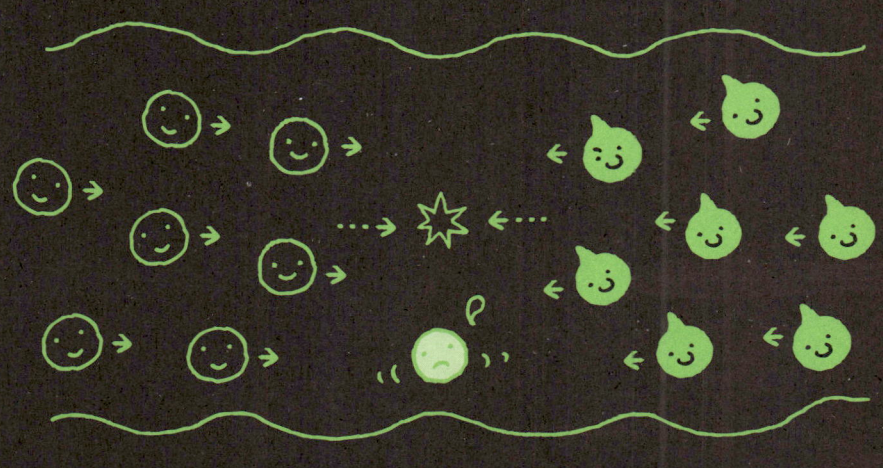

장내세균만 잘 키워도 젊어진다

안티에이징(Anti-aging)이라는 말이 요 몇 년 사이 부쩍 자주 쓰이고 있다. 최근에는 남성을 대상으로 한 안티에이징 상품까지 다양하게 나오는 상황이다. 그런데 얼굴의 주름살이 펴지고 기미와 잡티가 없어지고 윤기가 흐르면 젊어지는 걸까? 진정한 의미의 안티에이징이란 우리 몸속에서부터 시작되어야 한다.

장 건강이야말로 젊음을 유지하는 중요한 열쇠를 쥐고 있기 때문이다. 언제까지든 젊음을 유지하기 위해서는 깨끗한 장이 필수조건이다. 그리고 깨끗한 장을 만들기 위해서는 올바른 식사, 운동, 수면이 필요하다. 그 가운데서도 가장 중요한 것은 '무엇을 먹고 있는가?'하는 문제다. '먹고 깨끗해진다'는 선전 문구로 소비자를 유혹하는 제품이 있다면 그것은 바로 장이 깨끗해지는 음식을 말하는 것이다.

우리가 먹는 음식물이 중요한 이유는 음식에 따라서 장을 깨끗하게 하거나 더럽히는 '장내세균의 균형'이 결정되기 때문이다.

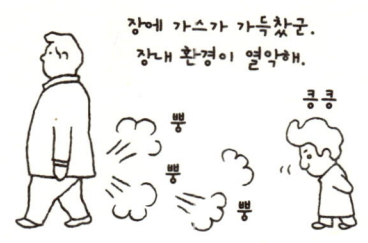

우리 눈에는 보이지 않지만 대기 중이나 음식물·음료 속에는 많은 세균이 존재하고 있다. 그리고 그 중에는 우리 몸에 이로운 세균과 해로운 세균들이 섞여 있다.

입에서 몸속으로 들어간 세균은 위산에 의해 대다수가 죽는다. 그러나 그 관문을 뛰어넘은 세균은 30분에 한 번꼴로 세포분열을 반복하여 폭발적으로 증식하고 회장에서 대장을 거쳐 서식하게 된다. 그 모습은 마치 광대한 꽃밭처럼 보인다. 그런 장내세균의 종류는 거의 100종, 개체 수로 따지면 100조 개 이상이다. 1그램에만 수천억 개의 비율로 존재하기 때문에 대장 속은 거의 세균으로 꽉 들어차 있다 해도 과언이 아니다.

이 장내세균을 크게 나누면 다음과 같다.
① 건강에 도움이 되는 유익균
② 병이나 컨디션 악화를 초래하는 유해균
③ 유익균과 유해균의 우세 정도에 따라 늘 태도가 바뀌는 변덕스러운 균

장내세균은 이 세 가지로 분류할 수 있다. 전체 장내세균의 개체 수에는 개인차가 거의 없지만 유익균이 우세한지 유해균이 우세한지는 각각 다르다. 그리고 그 차이를 만드는 것이 생활습관, 특히 음식물이다.

이상적인 장내 환경은 유익균 80퍼센트, 유해균 20퍼센트 정도다. 유익균만 있어도 균형이 깨지고, 반대로 유해균이 너무 증가하면 여러 가지 이상증상이 몸에 나타난다. 음식물에 의해서 유익균과 유해균의 비율이 결정되면 찌꺼기로 배설되는 대변에도 당연히 영향을 미친다. 대변의 70~80퍼센트는 수분이고 나머지 20퍼센트는 대부분 장내세균의 사체이기 때문에 유해균이 많으면 냄새가 강하게 나고 유익균이 많으면 냄새도 그리 강렬하지 않다.

장내 환경을 쾌적하게 유지하면 건강과 젊은 신체나이를 유지할 수 있을 뿐 아니라, 이상적인 바나나 변과 냄새 없는 방귀는 덤으로 자연스럽게 따라온다. 유익균과 유해균이 밤낮을 가리지 않고 격렬하게 세력권 다툼을 한 결과가 바로 대변과 방귀로 나타나는 것이다. 화장실에 가서 변이 나오면 어느 쪽이 승리하였는지

장내세균은 균형이 중요하다

☺ 유익균
주로 유산균이며 그 중에 비피더스균이 가장 유명하다. 장의 소화·흡수를 돕는 데 없어서는 안 되는 존재다.

● 유해균
대장균이 대표적이다. 외부에서 침입해온 세균을 물리치는 역할도 하기 때문에 없어서는 안 된다. 그러나 너무 증가하면 대장에 있는 변을 점차 부패시킨다. 구린내의 원인이기도 하다.

● 변덕쟁이 균
유익균도 유해균도 아닌 중립의 입장에 있다. 그러나 유해균이 증가하면 갑자기 유해균을 돕기 시작하기 때문에 주의가 필요하다.

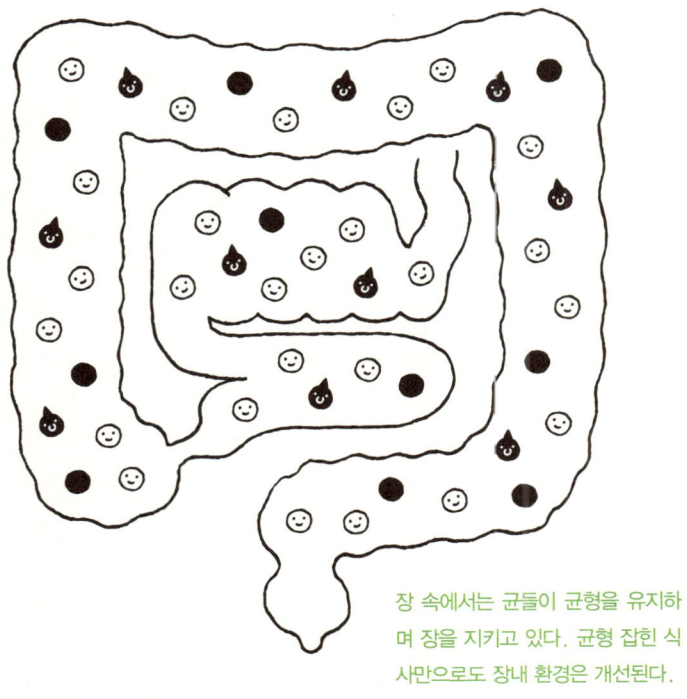

장 속에서는 균들이 균형을 유지하며 장을 지키고 있다. 균형 잡힌 식사만으로도 장내 환경은 개선된다.

직접 확인할 수 있다. 만약 악취가 꽤 난다면 다음 식사는 반드시 유익균의 먹이가 되는 것을 섭취하도록 해야 한다.

유익균과 유해균은 모두 필요하다

유익균과 유해균이라고 하면 적군과 아군처럼 확연히 구별되는 말이 되어버린다. 그러나 유익균만으로 장내 건강이 유지되는 것은 아니다. 그렇다면 각 균들이 자신의 장 속에 서식하고 있다는 사실을 의식하면서 그들이 어떤 작용을 하는지 알아보자.

● **유익균**
대표적으로 유산균과 비피더스균이 있다. 우리들의 건강은 유익균 없이는 유지할 수 없다고 해도 지나친 말은 아니며 그들은 여러 가지 작용을 한다. 노화방지와 건강한 아름다움을 유지하는 데 핵심적 요소이다.

유산균

장 운동을 활발하게 하고 소화·흡수를 돕는다. 체내 면역 시스템을 자극하여 면역력을 높인다. 장내 유산균이 우세하면 감기에 잘 걸리지 않고 상처도 쉽게 낫고 암에 대한 저항력이 높아지는 등 많은 이점이 있다.

비피더스균

비타민 $B_1 \cdot B_2 \cdot B_6 \cdot B_{12}$나 비타민 K 등 활력강화와 미용에 관여하는 비타민을 만든다. 유산이나 초산을 생성하여 장내를 산성으로 유지한다. 이 강한 산은 바이러스나 독소의 침입을 방어하고 감염을 막는 역할을 한다. 또한 산은 장을 자극하여 연동운동이 활발히 이루어지도록 하기 때문에 배변이 원활해져 장을 깨끗하게 유지할 수 있다.

혹시 당신의 몸 안에서 매일 같이 암세포가 만들어지고 있다는 사실을 알고 있는가? 건강한 몸이라면 몸 속 면역력 작용에 의해 매일 같이 암세포와 싸움이 벌어지고 암세포는 생겼다가도 금

세 사라진다. 그러나 정신적인 스트레스가 심해지거나 체력이 급격히 떨어질 때는 면역력도 급감하기 때문에 일상의 건강관리에 소홀해지기 쉽다. 이런 복합적인 요인으로 암세포가 은근슬쩍 증식하는 것이다. 그렇게 되지 않도록 식생활과 생활습관을 개선하여 장 속의 유익균을 늘려야 한다.

● **유해균**

유해균 중 대표적인 것이 대장균과 웰치균이다. 컨디션 불량이나 피부 트러블, 초조함, 불면, 어깨결림, 두통, 냄새나는 방귀나 대변을 불러일으키고 끝내 암이나 생활습관병을 초래하기도 한다. 게다가 다른 유해균이 침입하면 세력권을 빼앗기지 않으려고 침입해온 유해균과 싸움을 벌이는 도무지 못 말리는 균이다. 그러나 유해균 가운데는 무해하거나 오히려 우리 몸을 지켜주는 보디가드 역할을 맡고 있는 것도 있다.

대장균

O-157 등은 대장균의 친구 격이다. 지나치게 증가하면 장 기능을 둔화시키고 변비나 설사를 일으키기도 하고 장내에 가스를 발생시켜 복통을 일으키기도 한다. 나아가 권태감이나 두통, 피부 트러블, 구토까지 일으킨다. 그러나 외부에서 침입해온 강한 균을 퇴치해주기도 한다.

웰치균

대장으로 내려오는 음식물에 포함되어 있는 아미노산이나 단백질을 분해하여 암모니아 등의 유해물질을 만든다. 이 때문에 방귀나 변의 냄새가 강렬해진다. 또한 가스는 장을 통해 체내로 흡수되기 때문에 체취나 구취의 원인이 되기도 한다. 유해물질은 보통 장에서 흡수되어 간장으로 운반되며 거기서 해독되지만, 간 기능이 저하되거나 독소의 양이 지나치게 많으면 다 처리하지 못한 채 온몸으로 운반된다. 이것이 혈관을 단단하게 만들어 동맥경화를 일으키거나 암을 유발하는 요인이 되기도 한다.

장내세균들의 세력 다툼

장에서는 항상 장내세균들의 세력 다툼이 펼쳐지고 있다.

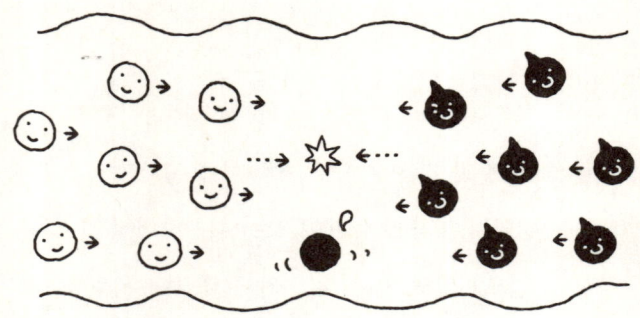

균형 잡히면,

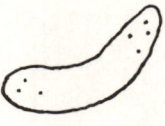

바나나 변

유익균이 우세하면,

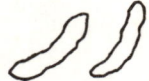

홀쭉하고 연약한 변

유해균이 우세하면,

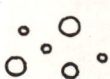 

데굴데굴 토끼 똥 혹은 묽은 변

그 결과 바나나 변이 되기도 하고 되지 않을 수도 있다. 유익균만 있거나 유해균만 있다면 좋은 변은 결코 만들어지지 않는다.

● **변덕쟁이 균**

유익균도 유해균도 아닌 중립적인 균이다. 평소에는 매우 얌전하지만 유해균이 우세해지면 유해균의 편에 서서 나쁜 짓을 시작한다. 사람에 비유하면 '보통 때는 한없이 온순하지만 이성을 잃으면 무서워지는 녀석'이며 기회주의자라 할 수 있다. 유익균을 증가시키고 유해균을 감소시켜 장내세균의 균형을 최적으로 유지하는 것이 장내 건강의 핵심이다. 그렇게 하기 위해 어떤 노력을 기울여야 할까? 스스로 장내세균의 균형을 체크하면서 생각해 보자.

● **장내세균 체크리스트**

① 야채·해초·식물성 단백질(대두 등)·올리고당·현미 위주로 가능한 한 정해진 시간에 세 끼를 꼬박꼬박 챙겨먹는다. ⟶ 유익균이 우세하다.

② 육류 등의 동물성 단백질·지방·설탕 성분 위주의 식사를 하

고 심야시간의 음주·흡연도 잦다. 아침식사를 거르고, 취침 직전 음식물을 섭취하는 경우가 많다. ──▶ 유해균이 우세하다.

③ 매일 또는 주 3회 정도의 적당한 운동을 한다. 또는 통근 때 계단 오르내리기·요가·스트레칭 등을 틈나는 대로 한다. ──▶ 유익균이 우세하다.

④ 평소 운동시간이 거의 없고 비정기적으로 과격한 유산소운동을 한다. ──▶ 유해균이 우세하다.

⑤ 가능한 한 같은 시간에 일어나 같은 시간에 잠자리에 든다. 평균 7~8시간 잠을 잔다. 적당한 공복감을 느끼며 개운하게 일어난다. ──▶ 유익균이 우세하다.

⑥ 기상 시간과 잠자리에 드는 시간이 일정하지 않고, 밤을 새는 일이 많다. 평균 3~5시간 수면을 취하고 주말엔 10시간 이상 잔

다. 좀처럼 일어나지 못하고 아침부터 위가 거북하다. ⟶ 유해균이 우세하다.

⑦ 아침 골든타임에 배변한다. 변은 바나나 모양으로 황금색을 띤 것이 1~2개 나온다. 변의 냄새는 자연스럽고 방귀 냄새도 거의 없다. ⟶ 유익균이 우세하다.

⑧ 아침 배변은 거의 없고 변을 보는 시간이 일정치 않다. 변비와 설사를 반복한다. 거무스름하거나 초록색을 띤 변이 나온다. 냄새나는 방귀가 자주 나온다. 변도 강렬한 냄새가 난다. ⟶ 유해균이 우세하다.

어떤가? 변의 모양, 골든타임의 유무, 식사 내용 등을 통해 보이지 않는 몸속이지만 자신의 장을 체크할 수 있다.

파일로리균

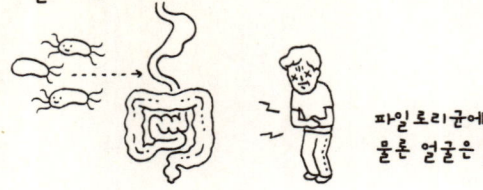

파일로리균의 정체는 무엇일까?

장내 세균 외에도 간접적으로 장에 악영향을 미치는 균이 있다. 그것은 위(胃)의 출구에 있는 '유문' 부근에 서식하고 있는 파일로리균이다. 최근에서야 그 이름이 널리 알려졌지만, 사실은 약 80년 전에 일본의 세균학자에 의해서 발견된 균이다. 그 당시 일본 의학계에서는 연구결과가 불확실했기 때문에 균의 일종으로 인정할 수 없다고 일축해버렸지만, CF로 널리 세상에 알려진 오스트레일리아의 병리학자 배리 마셜(Barry J. Marshall) 박사에 의해서 나중에 다시 발견되었다. 마셜 박사는 은사인 로빈 워런(J. Robin Warren) 교수와 함께 노벨의학 생리학상을 수상하고 나서 파일로리균의 인지도도 높아졌다.

파일로리균은 충치균과 마찬가지로 입으로 감염된다. 체내의 면역기구가 제대로 자리잡기 전인 3~4세까지 주로 감염되며 성인이 된 이후부터는 거의 감염되지 않는다. 주로 파일로리균을 보유하고 있는 엄마가 입으로 음식물을 꼭꼭 씹어 아이에게 먹이는

*현재 20대~30대 이후의 사람들은 부모로부터 감염되었을 가능성이 있다. 물론 젊은 세대도 자신이 알지 못하는 사이에 감염되었을지 모른다. 위장이 약하다고 생각되면 한 번 진찰을 받아보기를 권한다.

과정에서 감염된다. 그러나 충치균이나 파일로리균의 존재가 알려진 이후에는 그 사실이 엄마들에게 널리 홍보되었기 때문에 요즘 아이들은 거의 감염되지 않는다. 오히려 그 *전 세대로 위생상태가 그다지 좋지 않았던 제2차 세계대전 이후 유·소년기를 보낸 사람들이나 그 사람들을 부모로 둔 세대들에게 감염된 것을 볼 수 있다.

평소 기름기가 많은 음식을 먹으면 설사를 하고, 늘 변비나 설사를 반복하거나 우유를 먹으면 설사를 하며, 냄새나는 방귀가 잦고, 위가 늘 거북하며 약하다는 자각증상이 있는 사람은 파일로리균의 감염을 의심해봐야 한다. 또한 인과관계는 아직 밝혀지지 않았지만 편두통이나 아토피, 천식 등에도 파일로리균이 관련 있다는 연구결과도 있다.

그러나 파일로리균으로 인한 증상으로 가장 두드러진 증상은 위궤양이나 십이지장궤양이다. 이것은 모두 스트레스가 원인이라고 밝혀져 있지만 그 전제는 파일로리균에 감염되었다는 것이다. 반대로 말하면, 파일로리균이 없는 사람은 스트레스를 받아도 위

*위 점막이 위축되어 얇아지는 상태. 실제로 위를 보면 점막 아래에 있는 혈관이 훤히 보인다. 위염이 장기화되면 이런 증상이 나온다.

궤양이나 십이지장궤양을 일으킬 확률이 거의 없다.

위 속에 파일로리균을 키우고 있는 사람은 평소부터 옅은 위산이 줄줄 계속해서 나오는, 이른바 위산과다 상태가 되기 때문에 강한 위산이 나오지 않아 음식물을 제대로 소화할 수 없다. 이것이 소화불량의 원인이다.

이 상태가 오랫동안 계속되면 위의 점막세포가 위축하고 *위축성위염으로 이행된다. 그것이 더 진행되면 위 속에 장 점막과 비슷한 '장상피화생'이 생기고 여기서 위암이 발생하게 된다. 파일로리균이 있는 사람에게 위암이 많은 것은 이와 같은 이유 때문이다.

소화가 안 되는 이유는 음식 속에 있는 잡균을 위에서 충분히 죽이지 못했기 때문이기도 하다. 완전히 균을 죽이지 않은 채 그대로 장으로 내려보내면 유해균은 더욱 기뻐하며 마구 날뛴다. 그 결과로 변비나 컨디션 불량, 때로는 식중독까지 일으키게 된다. 파일로리균은 위나 장에서도 꺼려하는 침입자다.

혈관검사나 소변검사로 간단히 알아볼 수 있고, 제균약을 1주일간 먹기만 해도 퇴치되기 때문에(단, 위궤양 또는 십이지장궤양의 질환이 있는 사람만 보험이 적용된다) 반드시 한 번은 조사해보자. 나는 대학병원에 근무하던 시절부터 파일로리균에 대한 연구를 계속해왔고, 클리닉에서도 파일로리균을 없애는 제균 치료를 수없이 해왔다. 그런데 제균 치료를 받으면 대부분의 사람들이 '잔변감 없는 변을 보게 되었다'며 기뻐한다. 이를 통해 파일로리균이 유해균을 왕성하게 활동하도록 부추긴다는 사실을 알 수 있다.

상식 7   **나이가 들수록 몸속에 유해균이 많아진다**

    장내세균의 균형은 연령에 따라 변한다. 태아 시기에는 완전히 무균 상태이지만, 생후 며칠이 지나면 수유로 인해 비피더스균 등의 유익한 균만이 증가하기 시작한다. 그러나 이유기를 맞이하여 여러 가지 음식을 먹게 되면 서서히 유해균이 출현하기 시작한다. 어른이 된 이후는 생활습관이나 음식물 기호에 따른 영향으로 유익균과 유해균의 균형에 개인차가 생긴다. 그리고 노년기를 맞이한 무렵에는 유익균은 줄고 유해균이 증가하는 경향이 두드러진다. 나이를 먹으면서부터 변비로 고민하는 사람이 많아지는 것은 이 같은 이유 때문이라고 할 수 있다.

상식 8 유산균보다 더 중요한 유산균 생산물질

　유익균을 서둘러 증가시키기 위해서는 유산균을 직접 입으로 넣는 것이 가장 좋은 방법이다. 요구르트와 같은 유제품을 매일 먹는 사람들이 많은데, 사실 생물인 유산균이 그대로 무사히 장에 닿기란 어려운 일이다. 대부분은 위산에 의해서 죽고 만다.
　유산균을 섭취하여 배의 상태가 좋아진 사람은 장에 서식하게 된 불과 얼마 되지 않는 유산균에 의해서 장내 환경이 개선되었기 때문이다. 그러나 좀 더 확실히 유익균을 증가시키고 싶다면, 위에서 사멸하지 않고 장에 도착해 그 힘을 발휘하는 유산균이 필요하다.
　그런 바람으로 인해 주목받고 있는 것이 유산균 생산물질이다. 이것은 유산균이 증식할 때 분비되는 생산물질이다. 유산균 생산물질에는 비타민이나 아미노산, 호르몬, 핵산, 효소 등 건강에 빠뜨릴 수 없는 성분이 포함되어 있다. 유익균이 우세한 장내 환경을 만들면, 면역기능 활성화, 혈액 정화, 영양분의 소화·흡수 촉진, 활성산소 제거, 호르몬 균형조절 등이 가능해진다.

상식 9   **설탕보다 올리고당이 더 좋다**

여성은 특히 단맛이 나는 음식을 좋아한다. 그러나 정제된 백설탕을 지나치게 많이 섭취하면 몸을 차갑게 만들고 혈액을 산성화시킨다. 더욱이 뇌 기능까지 저하시켜 장과의 연계가 원활히 이루어지지 못하도록 방해한다.

똑같은 단맛을 섭취하고 싶다면 올리고당을 선택하는 편이 좋다. 올리고당에는 위나 소장 등의 소화효소로 거의 소화되지 않고 대장에까지 닿는 성분이 포함되어 있다. 올리고당이 대장에 도착하면 유익균을 증식시키는 에너지가 되기 때문에 장내 환경개선을 위해 안성맞춤이다. 또한 설탕보다도 칼로리가 낮아 다이어트에도 효과적이다.

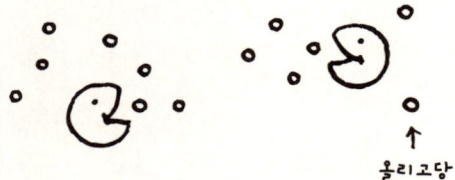
↑
올리고당

유익균이 좋아하는 올리고당. 장내 환경이 나빠도, 이것이 있으면 유익균의 힘이 강해져 장내 환경도 개선된다.

5

장이 건강하면 머리가 좋아진다

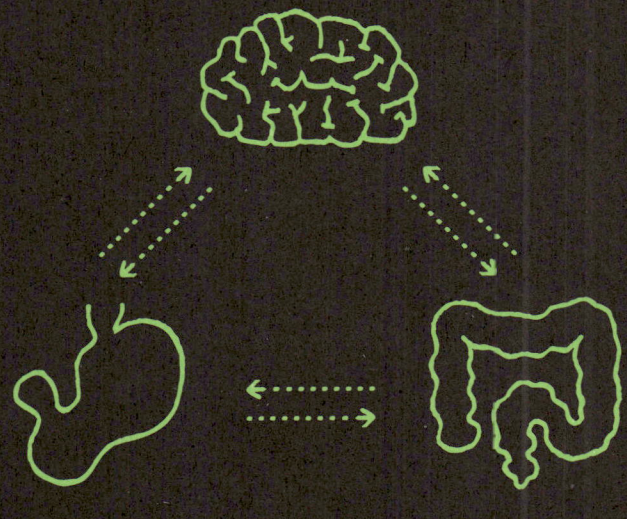

위→뇌→장 네트워크

자, 지금까지 장에 대한 내용을 설명했다. 이제부터는 장과 다른 기관의 관계를 설명하겠다. 우선 장의 주요 기능을 다시 한 번 확인해보자.

①음식물을 소화하고 흡수한다.
②흡수한 단백질로 혈액의 요소가 되는 재료를 만든다.
③유산균 등의 분비물로 면역력을 높이는 물질을 만든다.
④불필요한 노폐물과 독소를 변으로 배설한다.
⑤장내 세균으로 효소와 비타민을 합성한다.

장의 주요기능은 이렇게 5가지로 나눌 수 있다. 그러나 이들 기능을 한꺼번에 실행할 정도로 우리 장이 멀티 플레이어는 아니다. 장은 다른 장기나 신경계통과 늘 연계하여 기능하면서 우리들의 건강을 유지하도록 작용한다. 장 건강을 위해서 장만 알면 된

*횡부와 복부의 경계에 있는 근육판. 이곳의 마비로 생기는 것이 딸꾹질이다.

다고 생각하는 것은 어리석지 않은가. 여기에서는 특히 장과 밀접한 관련이 있는 부위와 그 기능에 대하여 설명하고자 한다.

우선 장과 가장 가까이 있는 '위'를 살펴보자. 위는 *횡격막 아래에 있고, 입구(분문)는 식도와 연결되어 있고 출구(유문)는 십이지장과 연결되어 있다. 음식물은 입에서 식도를 통해 위로 운반되고, 여기에서 소화액와 섞여 흡수되기 쉽게 분해되고 나서 십이지장으로 조금씩 내려간다.

이때 위는 어느 시점에서 '위 속에 음식이 가득 찼으니 이제부터 그것을 소화하면서 십이지장으로 보내겠다'는 신호를 보낸다. 그러고 나서 비로소 위·십이지장에서 음식물을 본격적으로 분해하여 소장에서 영양분을 쉽게 흡수할 수 있도록 한다.

십이지장은 제1장에서도 설명하였듯이 췌장과 담낭과 이어져 있다. 췌장에서 단백질을 분해하는 효소가 포함되어 있는 췌장액, 담낭에서 지방의 소화·흡수를 돕는 담즙이 분비되는데, 위에서 흘러나온 음식물에 췌장액과 담즙이 뿌려지면 똥색으로 변색되어 소장으로 보내진다. 그러나 본래 기름기가 흡수되는 곳은 소장이다. 소장에 닿기 전 단계에서 그것을 담즙으로 입자화(물에 쉽게 녹게 하는 것)하는 것은 위 속에 기름기 있는 음식물이 들어온 시점에서 '지금 기름기가 들어왔다'는 신호가 먼저 뇌로 보내지고 거기에서 췌장이나 담낭이 작용하도록 하는 네트워크가 존재하기 때문이라는 견해도 있다.

결국 위→뇌→장은 분명히 유기적으로 작동하고 있는데, 이 과정이 원활히 이루어지지 않으면 음식물의 소화·흡수는 순조롭게 진행될 수 없다. 소화·흡수가 불가능하면 인간의 장은 죽고 만다. 또 뇌가 기능하지 않아도 인간은 뇌사한다. 그렇다면 '장이 죽는 것'과 '뇌가 죽는 것'은 결국 같은 맥락으로 해석될 수 있다.

장에 지령을 보내는 뇌가 기능하지 않거나 뇌가 보낸 지령에 장이 작동하지 못하는 일이 발생하면 인간은 곧 죽음에 이르게 된다. 위→뇌→장의 네트워크가 원활하지 않은 이유로 현재 밝혀진 것은 스트레스, 편식, 뇌 이상(뇌종양 등이 있는 경우), 불규칙한 생활습관이다. 특히 수면부족은 위장 기능을 악화시키고 변비의 원인이 되기도 한다. 왜냐하면 자고 있는 동안 음식물이 들어오

뇌와 연결되어 있는 기관

장이 정신적인 영향을 쉽게 받는 것도 뇌와 연결되어 있기 때문이다. 긴장하거나 과도한 스트레스로 위장 기능에 문제가 생기는 경우가 때때로 있다.

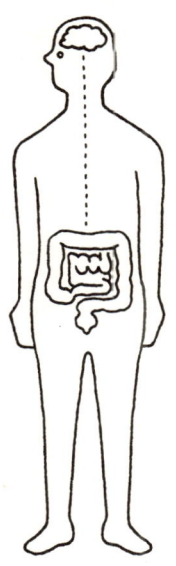

위와 장과 뇌는 서로 영향을 주고받는다. 위장 상태가 나쁘면 집중력이 떨어지는 것도 그 같은 이유 때문이다.

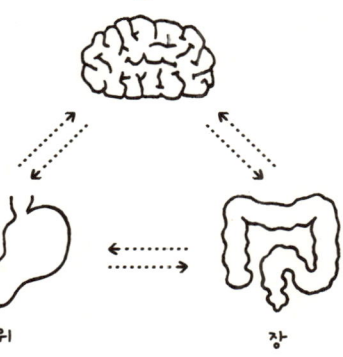

지 않기 때문에 위장은 휴식을 취하고, 결국 '위 속을 텅 빈 상태로 만드는 것'이 원활한 소화·흡수를 위해 필요한 것이다.

뇌는 배변의 사령탑

몇 번이나 강조하였지만 대장은 변을 만들고 몸 밖으로 내보내는 일을 한다. 그러나 '화장실에 가고 싶다(=변의)'는 것을 알리는 일이 대장만의 기능으로 가능하겠는가? 아니다. 일단 식사를 하면 위가 부풀어 오르고 위에서 신경을 통해서 대장에 신호를 보낸다. 그로 인해 대장이 움직이기 시작하고 변을 직장 쪽으로 밀어낸다. 직장 안에 변이나 가스가 차면 직장 내의 압력이 상승하여 장벽이 늘어나고 그것이 척추를 통해서 대뇌로 전해지면 변의를 느끼는 것이다.

여기까지의 과정은 우리들의 의지와는 전혀 상관없이 일어나기 때문에 제어할 수 없고 완전히 뇌의 지배를 받는다. 그리고 이

*뇌의 중앙에 위치하며 체온조절중추나 하수체 호르몬의 조절, 섭식행동, 물을 마시는 행동, 성행위 등의 본능행동 및 분노나 불안 등의 감정행동을 관장하는 부분이다.

기능에 깊이 관여하고 있는 것이 자율신경이다. 자율신경의 중추는 뇌의 *시상하부라는 곳에 있기 때문에 변의를 느끼는 것도 결국 뇌의 지배를 받는다고 말해도 좋다.

화장실에 가고 싶으면 항문의 괄약근이 저절로 이완되는데, 이 괄약근 중 내괄약근은 자율신경의 지배를 받고 있기 때문에 자신의 의지로 수축하거나 이완할 수 없다. 그러나 다른 한쪽인 외괄약근은 운동신경의 지배를 받고 있기 때문에 자신의 의지에 따라 수축과 이완을 할 수 있다. 바꿔 말하면, 자신의 의지로 외괄약근을 이완하여 항문을 열어 비로소 배변이 가능해지는 것이다. 그래서 지금 곧 변을 볼 것인지 아니면 참을 것인지는 순전히 본인의 의지에 달려 있다. 단, 뇌에서 보내는 '변의'를 계속해서 무시하면 어느 사이엔가 변비가 되어버린다는 사실을 잊어서는 안 된다.

장은 자율신경으로 조절된다

자율신경은 내장 기능과 발한 등 자신의 의지로는 컨트롤할 수 없는 몸의 기능을 관장하고 있고, 위장 기능도 자율신경에 의해 통제되고 있다. 자율신경에는 교감신경과 부교감신경이 있고, 각각 정반대의 역할을 맡으면서 균형을 유지하며 몸 전체의 기능을 지배하고 있다. 긴장상태에서는 교감신경이 우위에 있다. 이때 위장 활동은 억제되어 소화액의 분비가 저하되고 혈관이 수축한다. 반대로 부교감신경이 우위를 점하면 긴장이 풀린 상태인데, 이때 위장 활동은 촉진되기 때문에 혈관은 확장하고 소화액의 분비도 늘어난다.

이 교감신경과 부교감신경이 균형 잡혀 작동할 때는 위장도 건강하고 원활히 기능한다. 결국 마음이 평온하고 긴장이 풀려 있는 상태가 아니면 장은 제 기능을 할 수 없다. 그러나 어느 쪽의 신경이 우위에서 기능할지 지령을 내리는 것은 자율신경의 중추인 뇌의 시상하부이다. 이 부위는 분노, 불안, 쾌감, 불쾌감 등

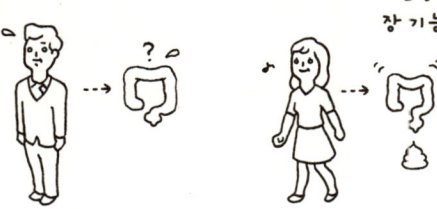

을 관장하는 곳이기 때문에 여러 가지 스트레스가 쌓이면 교감신경이 우위에 있는 상태가 지속되어 위장도 긴장하여 장의 리듬도 흐트러지고 만다.

이처럼 자율신경은 스트레스에 좌우되기 때문에 매우 불안정하다. 스트레스가 심해지면 위장 기능이 둔해지거나 오히려 지나치게 작용하기도 한다. 이 상태가 가장 현저히 나타나는 것이 '과민성 장증후군'이다. 바쁜 사람, 일로 스트레스가 많은 사람, 식생활이 불규칙한 사람에게 많이 나타나고, 변비나 설사 등의 증상이 있음에도 불구하고 검사를 해도 그 원인이 명확하지 않은 것이 특징이다. 위나 대장보다 소장과 큰 관계가 있고 염증도 없기 때문에 장증후군이라는 병명이 붙여졌다.

예를 들어 입시나 테스트 전에 배가 아프거나 회사나 학교에 가면 배가 아프지만 휴일에는 아무렇지 않은 것이 이 질병의 전형적인 패턴이다. 최근 '배가 아프다'며 병원을 찾는 사람의 30~50퍼센트가 과민성 장증후군이다. 병원에서 실시하는 치료법은 주로 생활습관 교정을 중심으로 이루어지고 있는데, 장내 유해균

*복합비타민 B 건강보조식품.
식사로 섭취하기 어려운 영양소를
충분히 보충할 수 있다.

을 제거하면 몇 퍼센트의 사람은 낫기도 한다.

그러나 생활습관 개선만으로 스트레스를 완전히 없앨 수는 없다. 하물며 자율신경은 스스로 제어하려고 해도 할 수 없다. 그래서 권하고 싶은 것이 뇌신경과 영양의 관계에 상세한 의학박사 고즈 켄이치(神津健一)의 치료법이다.

자율신경의 긴장을 풀기 위해서는 부교감신경을 우위에 세우는 것이 중요하다. 그러기 위해서는 부교감신경의 신경전달물질인 아세틸콜린의 분비를 증가시켜야 한다. 체내에 흡수되어 아세틸콜린으로 변하는 영양소는 대두(콩) 등에 많이 함유되어 있는 레시틴이다. 따라서 두부, 청국장, 두유 등을 적극적으로 섭취하면 좋다. 또는 레시틴계의 건강식품을 식생활에 더하는 것도 하나의 방법이다.

스트레스를 완화하는 작용이 있는 *비타민 B 콤플렉스를 함께 섭취하면 과민해진 뇌신경을 차분하게 해줄 수 있다. 이렇게 하여 뇌신경이 평온해졌을 때 유산균 생산물질을 섭취하면 뇌도 정상화되고, 과민성 장증후군 증상도 사라져 변비도 해소된다.

변비나 설사를 해결하기 위해서는 자율신경이 원활히 기능하여 지령을 내릴 수 있는 '뇌내 환경'의 정비가 필요하다. 그를 위해서는 우선 '장내 환경'을 정비해야 한다. 결국 장내 환경이 정비되면 뇌내 환경이 원활히 작용하도록 개선된다. 이 때문에 일상의 식생활 습관이 중요한 것이다.

변비는 지능과 성격에 악영향을 미친다

고즈 켄이치는 '변비가 되면 IQ도 EQ도 저하된다'고 주장한다. IQ는 지능지수, EQ는 마음의 지능지수를 말한다. 결국 변비에 걸리면 머리도 성격도 나빠지는 것이다. 이것은 대체 무엇 때문일까?

장내 환경에 대한 정보는 산소와 혈중 호르몬을 통해서 뇌로 전달되고, 그 정보가 '뇌내 호르몬'의 분비를 촉진하는 동시에 조절된다. 여기서 중요한 것은 혈액의 주요 기능이다. 혈액은 산소,

*동물성 단백질이나 기름기, 설탕의
과잉섭취, 수분과 섬유질의 부족

호르몬, 영양을 온몸의 세포로 보내고, 그 세포들을 청소하고 노폐물을 신장이나 간장으로 가지고 돌아온다. 그리고 거기에서 다시 한 번 혈액을 정화한 뒤 온몸의 세포로 보낸다.

즉, 장내에 양질의 영양과 산소가 없으면 호르몬 제조원인 간장에서 호르몬이 충분히 만들어지지 못한다. 호르몬이 부족해지면 혈중 호르몬도 불충분해지기 때문에 장내의 정보를 뇌로 정확히 전달할 수 없게 된다. 그러면 장내 환경과 뇌내 환경은 함께 열악해진다.

호르몬 제조에 방해가 되는 것은 *장에 나쁜 음식물이다. 이것들은 유해균의 먹이가 되어 만성적인 변비를 초래하게 된다. 그러면 장내에는 몸을 좀먹는 악질 산소(활성산소)가 충만하고 양질의 산소가 뇌에 공급되지 않아 뇌는 산소부족을 일으키고 만다. 이런 과정으로 뇌의 기능이 저하되기 때문에 IQ가 낮아지고 머리가 나빠진다는 논리가 성립하는 것이다.

뇌 기능이 나빠지면 쉽게 화를 내거나 초조해져 지나친 스트레스를 느끼게 되고 결국 EQ가 낮아지고 성격 또한 나빠진다는 최근 장 건강은 뇌에 영향을 미친다는 사실이 밝혀졌다. 일의 효율성, 공부에 대한 집중력을 높이기 위해서는 장의 건강을 회복해야 한다.

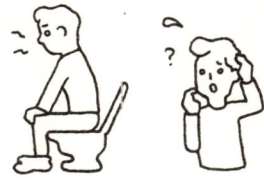

추측도 가능하게 된다. 또한 활성산소는 몸을 갉아먹기 때문에 노화가 촉진되고 기미나 주름이 쉽게 생겨 피부미용의 적이 된다. 결국 장이 막히면 뇌도 막히는 것이다. 막힌 것을 뚫고 장내의 정보를 뇌에 올바르게 전달하기 위해서는 어떻게 해야 할까?

- 활성산소를 발생시키는 변비를 해소할 것
- 변비에 걸리지 않기 위해서 양질의 영양과 산소로 장을 채울 것

이 두 가지는 장에 치명적인 음식물을 양질의 음식물로 바꾸기만 해도 해소할 수 있다. 양질의 음식물이란 김치나 야채절임, 청국장과 같은 전통 발효식품, 두유나 두부와 같은 식물성 단백질, 신선한 야채 등의 섬유질이다. 나아가 장내 환경을 개선하는 데 도움이 되는 아래 영양분을 보충하면 좀 더 나은 효과를 얻을 수 있다.

① 레시틴 – 뇌로 정보를 전달하는 데 도움을 준다.
② 당쇄(간단한 형태의 당이 연결된 것)-장내의 올바른 정보를 보다 빨리 알아차리고 내보낸다.
③ 유산균 생산물질, 올리고당-장내의 유익균을 증식시킨다.
④ 양질의 물 – 정보를 올바르게 전달한다.

음식이 달라지면 변비가 사라진다. 변비가 사라지면 장내 환경이 개선된다. 장내 환경이 개선되면 뇌로 정보전달이 정확히 이루어지고 뇌내 환경도 개선된다. 뇌내 환경이 개선되면 머리가 좋아지고 성격도 좋아진다. 그리고 물론 스트레스라는 적도 물리칠 수 있다.

도대체 입과 장은 무슨 관계일까?

입 속의 건강상태와 장의 관계에 대해서도 여러 가지 흥미로운 연구가 이루어지고 있다. 이에 대해서는 오랜 세월 꾸준히 연구해온 치과·구강외과 의학박사인 사이토 미치오(齋藤道雄)의 이야기를 소개하고자 한다.

● **치아에는 장기의 경락이 있다**

EAV(Electro-Acupuncture according to Voll, 전침자극)의 개발자인 독일의 라인홀트 폴(Reinhold Voll) 의사는 모든 치아가 특정 경락과 연결되어 있다는 사실을 발견하였다. 그리고 어떤 치아가 감염되거나 다른 문제를 일으키면 그 치아와 연결된 경락 상에 있는 장기에도 문제가 발생한다는 사실을 밝혀냈다. 예를 들어, 위아래 앞니는 신장 및 방광과 관련이 있어 사고로 앞니에 타박상을 입기라도 하면 신장이 나빠지기도 한다.

그리고 아래 어금니(대구치)·윗 어금니(소구치)는 폐·대장과, 상하 사랑니는 심장·소장과 깊은 관계가 있어 여기에 문제가 생기면 장 상태도 흐트러진다는 사실을 알 수 있다.

● **장에 이상이 발생하면 구강도 이상해진다**

음식물을 씹고 맛을 보는 구강은 장 기관이 시작하는 부분에 위치하고 있다. 발생학적으로 보면 턱과 구강과 비강 영역은 원시 척수동물인 어류의 아가미와 장에 상응하는 부분으로 우리들의 먼 선조의 신체 대부분은 이 아가미 부분으로 만들어졌다고 추측할 수 있다.

그런데 조개류인 멍게와 인간의 공통점을 알고 있는가? 멍게는 입수공과 출수공이라 불리는 구멍이 있고, 입수공으로 바닷물을 빨아들여 플랑크톤을 섭취하고 출수공으로 배설하며 살아가고 있다. 인간의 구강은 이 입수공이고 장은 출수공이 늘어나 만들어진 것이라는 설이다. 끝내 바다와 작별을 고하고 육지로 생존거점을 옮기게 되면서 음식물의 자극을 완화시키기 위해 식도가 생기고, 소화액을 분비하는 위, 간장, 췌장이 만들어지고, 소화관이 형성된 것이다.

결국 입과 장은 원래 하나의 조직이었기 때문에, 장에 이상이 생기면 구강에도 이상이 발생하는 것이다. 반대로 생각하면 장의

*동물의 상피세포에서 분비되는 점액의 주성분. 소화기관이나 비강, 눈 표면의 점막은 도두 무틴으로 덮여 있다.

이상은 구강의 이상 때문에 촉발된다고도 할 수 있다.

꼭꼭 씹는 것이 중요한 이유

타액 속에 포함되어 있는 *무틴은 점성이 있는 기름 형태의 물질로 점막을 보호하는 작용을 맡고 있다. 음식물을 싸는 랩과 같은 기능을 가지고 있어 자극성이 강하거나 뜨거운 음식도 무틴이 감싸주기 때문에 목이나 식도, 위나 장이 상처 입지 않는 것이다. 또한 바이러스의 침입을 막아주기도 한다.

 꼭꼭 잘 씹어 음식물이 잘게 부서진 상태가 될수록 아밀라아제나 라이소자임(Lysozyme) 등의 소화효소가 음식물과 잘 섞인다. 따라서 구강 내에서의 소화 기능이 더 좋아져 위나 장에서 이루어지는 소화가 훨씬 수월해진다. 또 꼭꼭 잘 씹으면 내장기관에서 장의 혈액순환을 좋게 하는 호르몬이, 그리고 뇌에서는 두뇌 회전을 좋게 하는 호르몬이 분비된다. 꼭꼭 씹는 것이 뭐 대수냐고 생각할지 모르지만 우리 몸은 꼭꼭 씹을수록 완벽한 시스템을 작동시킨다.

5 ─ 장이 건강하면 머리가 좋아진다

치과 의사에게 구취를 지적받았다면 혹시 위장 상태도 좋지 않은 것은 아닐까? 구취는 일반적으로 음식물에 의한 영향이나 충치 때문에 발생한다. 그러나 위장의 건강상태가 구취를 발생시킬 수도 있음을 기억하자.

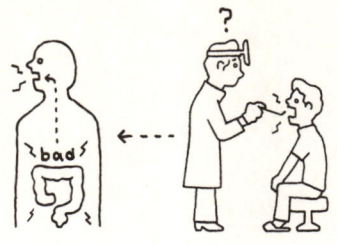

구취와 장내 환경의 상관관계는?

최근에는 근거리 에티켓을 위해 구취에 신경 쓰는 사람이 많아졌다. 구취의 원인은 80퍼센트가 치주염이다. 구강 내에 서식하는 세균이 쓸데없는 세포나 백혈구와 같은 단백질을 분해하면서 발생하는 휘발성 유화물이 냄새의 성분이다. 그 외에 호흡기계, 소화기계 등에서 발산하는 구취도 있다.

장에서 간장으로의 순환이 수월하지 않으면 영양 흡수에 지장이 생기고 냄새의 원인물질을 포함한 성분이 혈액으로 흡수되면서 구취나 체취를 발생시킨다. 일반적으로 건강한 간장은 소장에서 보내오는 영양을 흡수하는 동시에 냄새의 원인물질을 분별하여 배설하지만, 간장 기능이 떨어지면 이 분별기능이 제대로 작동하지 않아 냄새의 원인물질이 그대로 혈류를 타고 온몸을 돌아다닌다.

매일 배변하는 사람이라도 장내에 정체해 있는 음식물의 가스가 2~5킬로그램이라고 한다. 그 음식물의 가스가 늘 37도 전후의 장 안에서 하루 이상 머물면 한여름의 음식물 쓰레기장처럼

* 손톱이 함몰되어 스푼과 같은 상태가 된 손톱.
철분결핍성 빈혈이 되면 이 증상이 나타나기도 한다
** 오돌오돌한 돌기가 없이 매끈매끈한 혀

부패하고 악취가 발생하는 것이다. 이것이 폐로 보내지면 호흡, 즉 숨을 내쉴 때 냄새가 섞여서 악취를 발생시키고, 피부 표면으로 보내지면 땀과 함께 배설되어 체취가 된다.

또한 위장이 나쁜 환자에게 공통적으로 나타나는 증상은 구내염, 구취 등 다양하다. 특히 과민성 장증후군은 철분 결여로 인한 빈혈과 악성빈혈을 함께 유발하기 때문에 *스푼형 손톱을 만들거나 구강 내에 **설유두 위축에 의한 매끈매끈 한 혀나 설염이 보이기도 한다.

장은 당뇨병 예방에 도움을 준다

사이토 박사는 치주염(잇몸과 잇몸뼈 주변에 퍼진 염증)과 당뇨병에는 밀접한 연관이 있다고 말한다. 당뇨병 환자는 치주염에 걸리기 쉽고 치주염을 더욱 악화시킨다. 반대로 치주염을 앓고 있으면 당뇨병도 치유되기 어렵다. 그 이유는 무엇일까?

장의 주요 기능 중 하나인 '인슐린 분비의 지령' 때문이다. 위에서 소장으로 음식물이 흘러가고 그 가운데 당분이 포함되어 있으면 장은 췌장에 명령하여 인슐린이라는 호르몬을 분비하도록 한다. 체내에 어느 정도의 당분이 들어왔는지를 감지하는 것이 바로 장이다. 만약 이 기능이 제대로 작동하지 않으면 혈중 포도당의 농도가 높아져 당뇨병이 생길 수 있다. 따라서 장 건강을 유지하면 당뇨병을 예방하고 치주염의 상태도 나아질 수 있다.

사이토 박사는 유산균 생산물질을 사용하여 치주염과 충치 치료를 하고 있다. 그러면 구강 내 세균의 균형을 개선하여 치주염이 신속하게 개선되거나 구취나 구내염에도 매우 효과적이라고 한다. 또한 입으로 섭취한 유산균 생산물질은 위 속에서 사멸하지 않고 직접 장까지 닿기 때문에 장내에 유익균을 증식시키고 장내 면역력을 활성화시킨다. 이렇게 되면 변의 흐름도 좋아지고 대장암 예방에도 도움이 된다.

상식 10   관장과 장내 세정은 자주 해도 좋을까?

　장내 세정이나 관장은 디톡스 뿐 아니라 변비 해소, 다이어트, 미용을 목적으로 하는 사람도 많다. 하지만 그것을 습관적으로 하는 것은 바람직하지 않다. 사실 입으로 들어간 것을 소화기관의 흐름에 따라서 밖으로 배출하는 것이 가장 자연스럽다. 관장이나 장내 세정은 그 흐름에 역행하기 때문에 너무 의지하면 자연스러운 배변을 하지 못하게 되고, 스스로 변을 내보내는 능력을 잃을 수 있다.

　심각한 변비로 고민하는 사람이 장내 세정을 할 경우에는 처음에 매일 하다가 흐름이 좋아지면 이틀에 한 번, 일주일에 한 번으로 간격을 늘리는 것이 좋다. 그러나 미용이나 다이어트 목적으로 하는 것은 생각해볼 여지가 있다. 장내 세정의 목적은 어디까지나 치료에 있기 때문이다. 일상생활에서 좋은 리듬을 만들고 아침의 골든타임에 반드시 변을 내보내면 장내 세정이나 관장은 필요 없다.

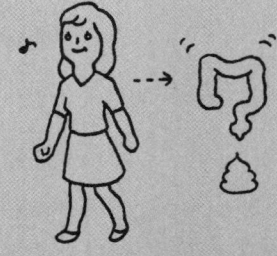

6

장 검사는 통증 없이 금방 끝난다

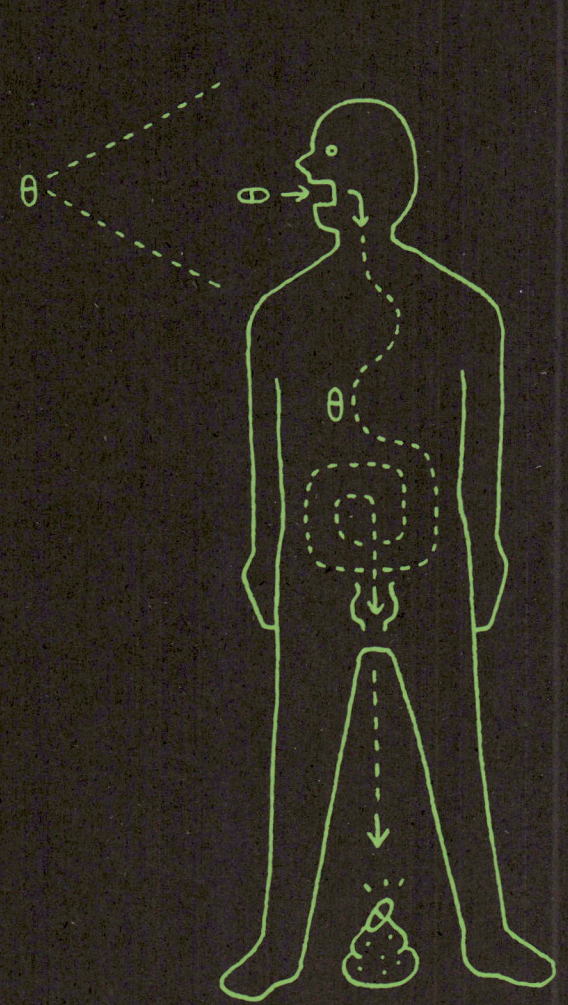

장 검사는 과연 고통스러울까?

2006년 통계청의 자료에 따르면 우리나라 암환자 사망자 중 폐암이 21%로 1위이며 그 뒤로 간암이 17%, 위암이 16%, 대장암이 10%를 차지했다. 그러나 주목해야 할 점은 2000년 이후 위암 환자는 계속 줄고 있는 반면 대장암 환자는 계속 늘고 있다(대장암 환자 증가율은 OECD 국가 중 1위). 특히 60세 이후 노년층에서 대장암 발병률은 급격히 증가하고 있다. 그러나 대장암을 앓고 있는 사람이 급증하는 상황에서, 조기발견만이 생명을 구하는 유일한 기회라고 의사들이 아무리 소리 높여 외쳐도 사람들은 좀처럼 대장 검사를 받으러 오지 않는다.

그것은 아마도 '대장검사=아프다, 힘들다, 창피하다'는 공식이 모든 이들의 머릿속에 각인되어 있기 때문이라고 생각한다. 확실히 이전 대장검사는 아프고 힘들고 창피한 모습으로 실시되어 경우에 따라서 언짢은 기억을 갖게 했던 것도 사실이다.

대장 검사에서 사용됐던 내시경의 전 모델은 약 60년 전 일

*Charge Coup.ed Device Camera의 줄임말. 필름 없이 CCD칩에 영상을 담는 기술로 소형화가 가능하다

본에서 본격적으로 개발한 '위 카메라'이다. 구부러지는 파이버의 끝에 소형 카메라가 달려 있고, 손잡이에서 셔터를 눌러 내부를 촬영하는 것인데, 지금 생각하면 상당히 원시적인 것이다. 게다가 파이버는 굵고 단단했기 때문에 상당한 통증도 있었다. '검사 받느니 죽는 게 낫다!' 검사를 꺼려하는 사람들이 속출하는 것도 무리는 아니었다. 이 무렵의 내시경 검사에 대한 이미지가 지금까지 지워지지 않아 내시경 검사를 꺼리는 것이다.

그러나 그 뒤 미국에서 신소재 유리섬유가 개발되면서 위 카메라는 급속히 진보하였다. 이것은 유리섬유의 특성을 내시경에 도입한 것으로, 의사가 실시간으로 직접 위 속을 볼 수 있는 파이버스코프(fiberscope)라는 것이다. 맨 끝에 카메라를 달아 촬영이 가능한 파이버스코프가 개발되고 나서 내시경의 영역은 십이지장과 대장으로 확대되었다.

현재 위나 장 검사에 사용되고 있는 것은 비디오스코프(video scope)라는 내시경으로, 파이버스코프의 끝에 *CCD 카메라가 장착되어 있다. 이것을 사용하면 마치 가정용 비디오카메라 같은

6 ― 장 검사는 통증 없이 금방 끝난다

느낌으로 위장의 내부가 텔레비전 화면에 실시간으로 비춰진다. 대장 검사의 경우는 이 내시경을 항문으로 집어넣어 병이 생기기 쉬운 직장, 결장, 맹장은 물론 소장과 그 말단 부근까지 진찰할 수 있다.

식생활이 서구화되고 육식 중심이 된 이후 한국과 일본에서는 대장암 환자가 급증하고 있다. 그러나 여전히 아프고 고통스럽고 창피하다는 이유로 내시경 검사를 받지 않는 사람이 지금까지도 많다. 대장암은 조기발견만 하면 생명에 거의 지장을 주지 않고, 제거하면 예후도 매우 양호한 암이기 때문에 현대의학기술의 발전을 믿고 검사해볼 필요가 있다.

좋은 병원과 검사를 구분하는 법

만일 처음 내시경 검사를 받고 나서 불쾌감을 느껴도 그것이 일반적인 것인지 아니면 그보다 통증과 불쾌감이 덜한 병원이 있는지

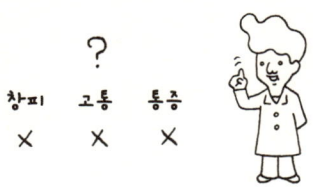

는 사실 알기 어렵다. 병원만 보고 좋은 검사를 하는 병원인지 구분하는 요령은 유감스럽게도 없다. 그러나 한 번 검사를 받으면 좋은 검사였는지 나쁜 검사였는지는 알 수 있다. 정기적인 내시경 진단을 받거나 주변사람들과 정보를 교환하고 다음 사항을 참고하여 앞으로 내 몸을 진찰해줄 의사를 찾아 보자.

대장 내시경 기기의 진보를 믿고 꼭 검사를 받아보라고 권했지만, 대장내시경이 대장 끝까지 도달할 때까지의 불쾌한 기분은 예나 지금이나 변함이 없다. 그러나 달라진 것은 그것을 집어넣는 의사의 기술이 향상되었다는 점이다.

위 내시경은 파이버스코프를 입으로 넣으면 기관을 따라 저절로 자연스럽게 십이지장까지 닿는 비교적 간단한 것이어서 대부분의 의사들은 어려움 없이 할 수 있다. 그러나 대장 내시경은 장 속을 역행하는 것으로 구불구불한 S상 결장을 아코디언처럼 접으면서 넣어야 하기 때문에 매우 어렵고 상당한 테크닉과 경험이 필요하다. 예전에는 내시경을 넣고 빼는 의사와 끝을 상하좌우로 조작하는 의사 두 사람이 짝을 이뤄 검사했었는데, 최근에는 혼자서도 '넣고 조작하는' 일이 가능한 기법이 개발되었다.

    실제로 이 기술은 어려운 편이지만 내시경 세부 전문의 자격을 가진 의사라면 믿을 만하고 시행이 가능하다. 오른손과 왼손을 일사불란하게 구사하고 CCD 카메라 끝이 장벽과 부딪히지 않도록 나아가게 하는 것은 꽤 섬세하고 까다로운 일이다. 이것은 마치 자동차 운전이나 비디오게임과 비슷하다. 검사할 때의 불쾌감을 조금이라도 없애고 싶다면 숙련된 테크닉을 가진 의사를 선택해야 한다.

    기술의 신뢰도를 알아보는 단서는 '검사 시간이 짧고 검사 후 충분한 설명이 이루어지는가' 하는 두 가지다. 대장 내시경을 대장 끝까지 능숙하게 넣을 수 있는 의사는 검사에 많은 시간을 할애하지 않는다. 따라서 검사한 후 충분한 시간동안 설명할 수 있다. 반대로 말하면, 기술에 자신이 없는 의사는 검사에 많은 시간을 쏟기 때문에 설명 시간이 짧아진다. 그렇다고 '5분이면 된다'고 말하는 의사도 다시 생각해봐야 한다. 빨리 넣는 것이 결코 고도의 기술이라고는 말할 수 없기 때문이다. 검사 시간이 매우 짧

*항문으로 액을 넣는 것이 아니라 마시기 쉽게 맛을 가미하였다. 이것을 마시면 장을 깨끗이 할 수 있다

은 경우 병의 증상을 놓칠 수도 있다. 여하튼 검사 시간에 집착하거나 신경 쓰는 의사는 내시경 의사로서는 아직 가야 할 길이 멀다고 할 수 있다.

그럼 실제로 대장 내시경 검사는 어떻게 이루어질까? 정보를 공유한다는 차원에서 참고로 나의 클리닉에서 실시하는 검사 방법을 소개하겠다.

환자는 오전 중에 아침을 먹지 않고 병원에 와 *장정결액을 2~4리터 가까이 마시고 장 속을 깨끗이 한다. 약 20년 전에는 장 속을 세정하기 위해 1~2일 전부터 검사용 유동식을 먹고 당일은 1리터의 관장을 5~10회나 실시했던 것에 비하면 상당히 부담이 적어졌다. 게다가 이 장내세정액은 포도맛을 가미하여 매우 마시기 쉽기 때문에 환자들로부터도 평이 좋다.

이어서 전투약(前投藥)으로 안정제와 진통제 주사를 놓는다. 안정제를 맞으면 몸 전체의 긴장이 풀리고 대장 내시경이 쉽게 들어갈 뿐 아니라 잠자는 동안에 검사가 종료된다는 이점이 있다. 대장 내시경이 S상 결장을 나아갈 때는 장간막이 팽팽해져 있어

다소의 통증을 동반하기 때문에 그것을 완화하기 위해 진통제 주사를 맞는 것이다. 검사는 위와 대장 모두 20~30분 정도면 끝나기 때문에 즉시 (전투약의) 효과가 나타나는 정맥주사를 사용한다. 이것도 이전과 비교하면 환자들의 부담은 줄었다.

 마지막으로 환자가 느끼는 창피함에 대해서 이야기하겠다. 엉덩이 부분이 뚫린 검사복을 입은 상태로 의사나 간호사가 오가는 검사실에서 장시간 있어야 한다면 차분히 있지 못하고 창피함도 크게 느껴진다. 그런 불쾌감을 없애기 위해서는 검사 공간과 검사복에도 주의를 기울여야 하지 않을까? 상반신은 병원에 온 복장 그대로 입고, 하반신은 완전히 벗는 것이 아니라 항문 부위에 작은 구멍이 뚫린 바지를 입는다. 그리고 위에서 타월을 덮고 주위에 전혀 보이지 않는 상태로 만드는 것이 중요하다.

장 내시경 검사 (아카사카 위장 클리닉의 경우)

장 속을 깨끗이 비웠다면 왼쪽으로 누워 검사받을 준비를 한다. 전투약의 효과가 나타나면 거의 잠든 상태가 된다. 그 10분간 검사를 마친다.

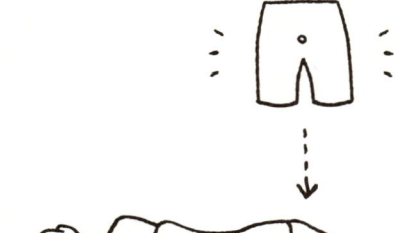

구멍이 뚫린 바지

항문 부근에 구멍이 뚫린 바지를 입는다. 상의는 그대로 입는다.

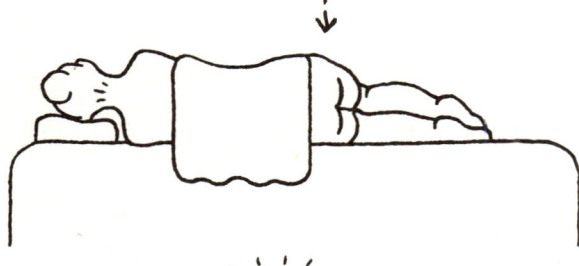

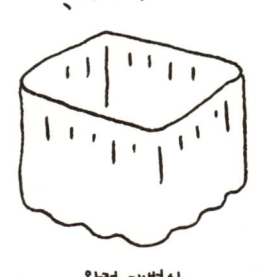

완전 개별실

검사 후에는 커튼이 쳐진 별도의 공간에 마련된 침대에서 각성할 때까지 그대로 둔다.

검사 후에는 검사결과에 대한 충분한 설명을 듣기 때문에 걱정할 필요는 없다.

6 — 장 검사는 통증 없이 금방 끝난다

장 내시경 검사로 알 수 있는 것

대장 내시경 검사를 받으면 자신의 장이 지금 어떤 상태인지 잘 알 수 있다. 장내세균의 균형이나 변비 유무와 그 이유는 물론이고 역시 병의 증상이 있는지도 알 수 있다. 일상생활에서 신체적인 불편함을 거의 느끼지 않는 사람이라도 병의 증상이 발견될 수 있다. 불편함을 느끼지만 '대수롭지 않겠지' '이게 내 체질이겠지'라고 생각하는 사람들에게 심각한 병이 발견되는 일도 많다.

또한 평소부터 자신의 체력이나 건강에 자신감을 가지고 있는 사람은 특별한 일이 없는 한 검사를 받지 않기 때문에 병이 발견되었을 때는 이미 손쓰기에 너무 늦은 경우도 있다. 특히 여성, 그 가운데 전업주부는 스스로 병원을 찾지 않으면 검사 받을 기회가 없어 대장 질환으로 목숨을 잃을 확률이 높은 것도 현실이다. 건강한 사람도 그렇지 않은 사람도 일단 내시경 검사를 받고 자신의 장 상태를 파악해두는 것이 중요하다.

그렇다면 여기서는 대장 내시경 검사로 발견할 수 있는 대표적인 질병 몇 가지를 소개하겠다.

● **대장 폴립(용종)**

내시경 검사의 가장 중요한 목적 중 하나가 폴립(Polyp)의 조기발견이다. 폴립은 대장 내부 즉, 장 안쪽을 향해 난 사마귀나 혹과 같은 돌기로 작은 것은 2~3밀리미터, 큰 것은 1~2센티미터가 넘는다. 식이섬유의 부족이나 동물성 단백질, 기름기의 과잉섭취가 원인으로 생긴다. 이 폴립이 커지면 장관(腸管)의 내공을 압박하기 때문에 변비를 일으키기도 한다. 또한 변이 평소보다 가늘어지거나 혈액이 섞이는 경우에도 폴립의 가능성을 의심해봐야 한다. 폴립이 있다 해도 자각증상은 없기 때문에 검사에서 우연히 발견되는 경우가 대부분이다.

폴립 자체는 양성이지만 방치하면 암이 될 가능성도 있기 때문에 검사에서 발견되면 그 자리에서 제거하는 것이 좋다. 상처 부위의 지혈도 가능하기 때문에 집에 돌아가 그대로 안정을 취하면 문제는 없다. 단, 병원의 시설 수준에 따라서 나중에 폴립을

*장관 내부의 층. 몇 겹으로 나눠져 있기 때문에 안쪽, 중간부, 바깥쪽, 관의 외벽까지 몇 단계로 암세포의 진행을 표현하는 경우도 있다

제거하거나 큰 폴립의 경우는 입원이 필요할 수도 있다.

양성 폴립은 암이 되기도 한다. 따라서 가급적 조기발견·조기 치료가 중요하다. 과거에 폴립이 발견된 적이 있는 사람은 일단 1년 후에 다시 검사를 받고 그 시점에서 폴립이 없다면 다음은 2년 후에 검사를 받는 것이 좋다. 폴립에 의한 자각증상은 거의 나타나지 않기 때문에 건강한 사람도 물론 한 번은 검사를 받는 것이 바람직하다.

● **대장암**

매년 증가하고 있는 대장암 발병률의 원인은 식생활의 서구화, 즉 동물성 단백질과 지방 섭취의 증가에 있다.

양성 폴립의 일부가 암이 되었지만 표면의 *점막층에 그친 것이 상피내암(점막내암)이다. 이 시점에서 절제하면 문제는 없지만 점막하층까지 이른 경우에 10퍼센트의 환자는 주위 임파절 (Lymph Node)에 전이될 가능성이 있다. 이 가능성을 높다고 보는가, 낮다고 보는가? 개인적인 차이는 있겠지만 의사 입장에서

*혈관에 혈전이 꽉 차 혈류가 멈춰 있는 상태

보면 위험도는 상당히 높다고 볼 수 있다.

대장암은 직장, 결장, 맹장과 여러 부위에서 발생하는데, 가장 많이 볼 수 있는 것은 직장과 S상 결장 부근이다. 만성적인 변비, 자주 설사를 하고 더욱이 혈액과 점액이 섞인 혈변이 나오는 증상이 보일 때는 즉시 검사해야 한다. 특히 직장암의 경우 발견이 늦으면 간장으로 전이되는 일이 많고, 간장으로 전이된 경우에는 이미 생명이 위험한 상태다. 그러나 조기에 발견하면 내시경으로 치료할 수 있고 완치할 확률이 매우 높은 암이기 때문에 역시 자각증상이 없어도 정기적으로 검사받는 것이 필요하다.

● 허혈성 장염

혈액의 흐름이 나빠지고 *경색상태를 일으키는 뇌경색이나 심근경색과 같은 현상이 대장에서 일어나는 것이 허혈성장염이다. 검사를 하다 보니 최근 증가하고 있는 병 중 하나다. 고혈압, 고지혈증, 동맥경화가 있는 고령자에게 자주 나타나는데, 젊은 사람도 상습적인 변비로 인해 관장이나 설사를 빈번히 하면 장이 빵

*장은 음식물 찌꺼기나 균의 사체 등을 운반하기 위해서 일직선이 아닌 물결치는 듯한 형태를 하고 있음

빵하게 부어올라 혈액이 원활히 통과하지 못하는 경우가 생길 수 있다.

갑작스런 복통, 혈변이 나타나는 것이 신호다. 일반적으로 왼쪽 하복부에 통증이 생기고, 직전에 변비에 걸린 경우도 많아 속이 메슥거리거나 발열, 구토를 하는 경우도 있다. 안정을 취하고 단식, 링거, 항생제 투여 등이 주요 치료법이지만 증상이 심해지면 죽음에 이르는 경우도 있다. 방치하지 말고 빨리 전문의에게 진찰을 받자.

● 궤양성 대장염·크론병

동물성 단백질, 지방이 많은 식사나 식품에 포함된 첨가물이 대장에 어떤 영향을 미치는지 아직 명백히 밝혀지지는 않았지만 서서히 증가하고 있는 병이다. 궤양성 대장염은 일본의 전 아베 수상이 앓고 있는 병으로도 널리 알려져 있다.

대장의 점막이 짓무르고 궤양이 생겨 만성적인 염증이 계속됨으로써 *장의 잘록한 부분이 없어지고 마치 수도관처럼 매끈한

*백혈구 중 하나. 체내에 침입한 세균이나 바이러스를 포식한다. 인간의 면역기능에서 중추적 역할을 함

일직선의 원통형이 된 것이다. 원인불명의 염증이지만 유전자가 관여하고 있을 가능성이 있다는 것이 연구에 의해 밝혀졌고, 최근에 소장에도 일어날 수 있다는 사실이 추가로 밝혀졌다.

음식물에 포함된 동물성 단백질이 소화관을 통과할 때 우리 몸과 같은 단백질은 순조롭게 소화 분해되어 장 안에서 흡수되지만 다른 단백질은 적으로 파악하여 백혈구가 동원되고 *대식세포(Macrophage)가 등장하여 그 균을 먹어치운다. 그러나 궤양성 대장염이나 크론병의 경우, 입에서 섭취한 음식물을 적으로 간주하기 때문에 장 안에서는 늘 전쟁이 벌어진다. 이것은 알레르기와 마찬가지로 과도하게 면역기능이 작용하는 상태라 할 수 있다.

궤양성 대장염의 대표적인 증상은 혈액과 점액이 섞인 '점혈변'이다. 겉으로 보기엔 딸기잼이나 토마토케첩과 비슷한 변이다. 크론병의 증상은 하루에 10여 번 정도 설사를 하거나 혈변에 강한 복통, 발열이나 치루도 나타난다.

가장 효과적인 치료법은 '아무것도 먹지 않는 것'이지만, 그래도 생명을 유지해야 하기 때문에 링거로 혈관 내에 영양분을 직접

장벽에 볼록 작은 방이 생긴
상태. 여기에 변이 쌓이면......
생각만 해도 끔찍하다

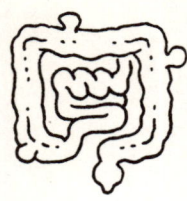

공급해야 한다. 그리고 과잉 면역작용을 약물로 억제한 다음 점막을 복구한다. 적으로 오인되는 것을 섭취하지 않는 식사요법도 보완해야 한다. 증상이 심할 때는 특수한 영양제가 필요한 경우도 있지만, 한 번 증상이 발생하면 평생 다스려야 하는 일이 많기 때문에 상당히 까다로운 질병이다.

● **대장게실증**

장 벽의 일부가 안에서 밖으로 튀어나와 장에 볼록하게 동공(게실)이 생기는 질병이다. 장 안에 가스가 많이 차고 빵빵하게 부어오르면 점막의 약한 부분에 압력이 가해져 마치 풍선처럼 부풀어 바깥쪽으로 나오는 것이다.

　가스, 즉 방귀가 많은 사람에게 자주 볼 수 있는 질병인데, 원인은 역시 변비다. 그것은 장 안에서 변이 정체하고 거기에서 가스가 발생하기 때문이다. 또는 방귀가 많은 사람이 배변을 참으면 생기기도 한다. 이전에는 그다지 보이지 않던 병이었지만 동물성 단백질을 지나치게 섭취하면서 '변비→유해균의 증식→가스 발생'

이라는 연쇄작용에 따라 최근에 증가하고 있다.

증상으로서는 복부 팽만감, 복통, 설사나 변비 등이 나타난다. 걸을 때 하복부에 찌릿찌릿 한 증상이 있으면 게실 안에 변이 들어가 염증을 일으켰을 가능성도 있어 항생물질 등의 투여가 필요하다. 만약 이 불쾌감을 계속해서 무시하면 게실에 구멍이 뚫리고 장막염을 일으켜 죽음에 이르기도 하기 때문에 주의가 필요하다.

대장게실증은 이 같은 염증만 없다면 큰일을 일으키지는 않지만, 한 번 생긴 게실은 다시 원래대로 회복되지 않기 때문에 변비를 막고 가스가 차지 않도록 주의하는 수밖에 없다. 스스로 분명히 자각하고 식생활 개선을 꾀하는 것이 가장 중요하다.

*1966년 미국영화. 뇌 내출혈을 일으킨 요원을 구하기 위해 의료팀이 마이크로의 크기로까지 줄어들어 인간의 몸속으로 들어가 병을 직접 치료한다는 SF영화.

장 검사의 미래는 어떻게 될까?

내시경 검사에 사용되는 의료기기는 현재도 나날이 발전을 거듭하고 있다. 현재 최첨단에 해당하는 기술은 이스라엘 군수업체가 개발에 성공한 '캡슐 내시경'이다. 굵기 1센티미터×길이 2센티미터 전후의 캡슐 내에 극소 내시경을 장착한 것을 삼키면, 캡슐 자체의 추진력으로 내시경이 장내를 흘러가며 매초 2컷의 화상을 자동적으로 촬영한 다음 그 화상을 무선으로 보내 텔레비전 모니터에 비치는 것이다. 마치 영화 *〈바디 캡슐Fantastic Voyage〉 같은 검사기기다. 삼킨 캡슐은 항문으로 배설되기 때문에 안심할 수 있다. 이미 실용화되어 있다.

그러나 단점은 자동촬영만 될 뿐 외부에서 캡슐에 대한 제어를 할 수 없다는 것이다. 그 때문에 병이 있는 부위를 촬영할 때 놓칠 가능성도 있다. 또한 촬영에 12시간이 소요되고 기록장치를 환자 몸에 장착해야 하며 더 나아가 자료를 해석하는 프로그램이나 조작법의 연구가 여전히 개선되어야 한다.

장내 검사의 미래는?

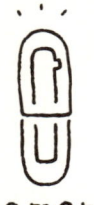
camera

이미 캡슐형의 카메라 내장 내시경은 개발되어 실용화되고 있다. 그러나 아직 외부에서 제어할 수 없기 때문에 촬영하지 못한 부분이 있을 수 있다.

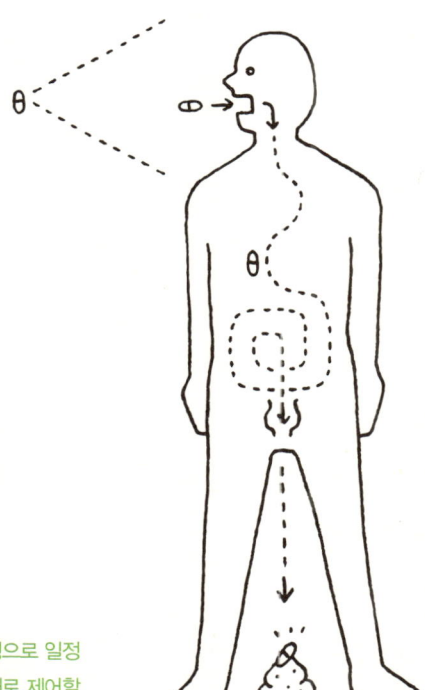

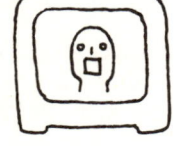
monitor

앞으로 쉽게 삼키는 작은 캡슐형으로 일정 시간 정지할 수 있거나 자유자재로 제어할 수 있게 되지 않을까? 의사가 모니터로 확인하면서 바로 치료도 할 수 있는 날이 올지도 모른다.

가까운 미래에는 적어도 몸 속 캡슐을 외부에서 자유자재로 제어하여 보고 싶은 부위를 촬영할 수 있을 것이다. 어쩌면 캡슐 내시경으로 폴립이나 암의 절제까지도 가능한 날이 올지도 모른다(어디까지나 낙관적인 전망이다).

내시경을 탑재한 캡슐과 함께 기대를 모으고 있는 것이 '유전자 진단'이다. 유전자는 기본적으로 지문과 마찬가지로 평생 변하지 않기 때문에 나이가 젊을 때 '이 사람이 대장암에 걸릴 확률은 어느 정도인가, 어느 부위에 생길까'를 진단할 수 있고 퍼센트로 수명까지도 예측할 수 있다. 그리고 이것들을 정확히 파악해두면 어느 부위를 중점적으로 체크하는 것이 좋은지 각 개인에 따라 예방계획을 세울 수도 있다. 유전자를 명확하게 분석할 수 있다면 사람의 일생을 정확히 예측하고 평균수명도 연장할 수 있다.

상식 11　내시경 검사의 비용은?

　대장의 내시경 검사에 대한 비용은 사전 검사의 유무나 병원 설비 수준에 따라서 다소 다르다. 내시경은 검사받은 환자가 감염증(AIDS·B형 간염 등)을 앓고 있는 경우를 전제로 검사가 이루어진다. 따라서 검사에서 사용한 내시경은 매번 꼼꼼히 세정하지 않으면 안 된다.
　대장 내시경 검사 자체의 기본요금은 7~8만 원 사이이다. 병원에 따라 촬영 필름 비용을 별도로 청구하는 곳도 있고, 그 비용을 포함하더라도 대개 10만 원을 넘지 않는다. 또한 수면내시경을 하거나 검사에서 폴립이 발견되어 제거할 경우는 별도 비용이 든다. 발견된 위치나 개수에 따라서 가격이 다르다.

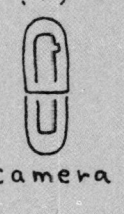
camera

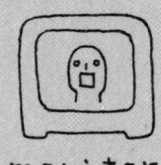
monitor

부록1 장내 건강 체크리스트
당신의 장은 안녕하십니까?

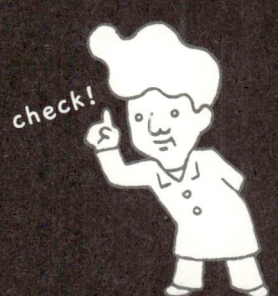

다음 페이지부터 시작되는 항목에 체크해보자. 그 개수로 당신의 장 상태를 진단할 수 있다. 그러나 이것은 어디까지나 간이 체크리스트이다. 지금까지 읽은 내용으로 장 검사가 필요하다고 느낀다면 지금 바로 병원에서 검사를 받아보자. 그럼 시작해볼까!

장내 환경 건강도 체크

생활습관과 스트레스 체크로 당신의 장 속을 볼 수 있다.
다음 30항목 중 자신에게 해당하는 것을 체크하자.

☐ 아침에 잠에서 바로 깨지 못하고 개운하게 일어나지 못한다
☐ 아침밥을 먹지 않는 경우가 많다
☐ 통근·통학 때 엘리베이터나 에스컬레이터를 자주 이용한다
☐ 최근 3개월간 운동다운 운동을 하지 않고 있다
☐ 아랫배가 꽤 나와 있다
☐ 식사 시간이 매우 불규칙하다
☐ 한 주의 절반은 외식을 한다
☐ 패스트푸드나 인스턴트식품을 하루 한 번은 먹는다
☐ 고기요리를 좋아한다
☐ 튀김요리를 좋아한다
☐ 야채를 그다지 먹지 않는다
☐ 거의 매일 술을 마신다
☐ 커피는 하루 5잔 이상 마신다
☐ 담배는 하루 10개비 이상 피운다
☐ 배변 시간대가 매일 불규칙하다

- ☐ 변비나 설사를 반복하고 있다
- ☐ 토끼 똥과 같은 변을 본다
- ☐ 변 색깔이 늘 거무스름하다
- ☐ 배변 때 힘주는 일이 많고 시간이 오래 걸린다
- ☐ 배변 후에도 여전히 잔변감이 있다
- ☐ 방귀 냄새가 심하다
- ☐ 늘 수면이 부족한 느낌이다
- ☐ 밤에는 쉽게 잠들지 못하는 경우가 많다
- ☐ 직장이나 가정에서 스트레스를 받는 경우가 많다
- ☐ 이렇다 할 취미를 가지고 있지 않다
- ☐ 부스럼이 자주 생긴다
- ☐ 감기에 잘 걸린다
- ☐ 실제 나이보다 늙어 보인다는 말을 듣는다
- ☐ 가족 중에 위장이 약한 사람이 있다
- ☐ 식사 때 이외에는 물을 잘 마시지 않는다

부록 1 ─ 장내 건강 체크리스트

장 건강 진단 결과 해석하기

당신의 장은 어떤 상태일까? 앞에서 체크한 개수에 따라 아래처럼 평가할 수 있다. 결과가 어떤가?

- ☐ 체크 수 5개 이하　　가장 좋은 장
- ☐ 체크 수 6~11개　　좋은 장
- ☐ 체크 수 12~17개　　의심스러운 장
- ☐ 체크 수 18~23개　　위태로운 장
- ☐ 체크 수 24개 이상　　가장 열악한 장

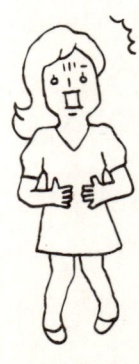

장 건강 진단 결과 해석하기

> **체크 수 5개 이하**
> ### 당신의 장은 '가장 좋은 장'

당신의 장은 매끈매끈 반짝반짝 빛이 나는 건강 그 자체! 비유하자면 마치 막 태어난 아기와 같다. 유익균이 크게 우세한 상태다. 장 점막도 아름답고 기능도 원활하여 매일 아침 골든타임에 잔변감 없는 변을 보고 오래된 변도 담고 있지 않다. 피부 트러블도 적고 실제 나이보다도 젊어 보인다는 말도 자주 듣지 않은가? 이 상태를 유지할 수 있다면 당신은 120세까지 건강한 인생을 살 수 있을 것이다. 생활습관은 거의 만점에 가까울 것이기 때문에 스트레스를 가급적 담아두지 않도록 긴장완화와 기분전환을 위한 시간을 아낌없이 갖자.

> 체크 수 6개~11개
> # 당신의 장은 '좋은 장'

간신히 유익균이 우세한 매우 평균적인 상태이다. 생활습관이 균형 잡혀 있기 때문에 장이 좋아하는 음식물을 의식하여 섭취하지 않아도 장내세균의 균형은 유지되고 있다. 그러나 방심은 금물. 조금 빡빡한 스케줄이 이어지거나 수면부족이 되면 정해진 시간에 배변을 하지 못하고, 기름기 있는 음식을 먹으면 설사를 하고, 때로는 2~3일 동안 배변이 없는 경우도 있지 않은가? 이것은 장이 조금 지쳐 있다는 증거다. 작은 증상을 '별일 아니겠지' 하는 생각으로 그냥 지나치면 그 틈을 노리고 유해균이 왕성해져 유익균의 세력권을 침입해올 가능성이 매우 크다. 그렇지 않아도 나이를 먹으면서 유익균은 줄어들기 때문에 이 같은 상황을 알아차렸을 때부터 주의를 기울여야 한다. 이제 당신도 건강에 민감해질 나이다. 식이섬유를 포함한 야채를 조금 더 많이 섭취하고 일찍 자고 일찍 일어나는 습관을 기르자.

> **체크 수 12개~17개**
> ## 당신의 장은 '의심스러운 장'

유해균이 세력을 계속 키우고 있는 상태. 배변도 있다가 없다가 하는 것이 당연하다고 생각하지는 않은가? 원인은 생활습관 전체가 흐트러져 있기 때문이다. 예를 들어 평일에는 거의 수면부족 상태이지만 휴일에는 '밀린 잠'을 보충하는 것으로 괜찮겠지 하는 생각을 갖고 있다. 그 반대의 패턴일지도 모르지만 어찌 되었든 수면은 저축할 수 있는 것이 아니다. 매일 같은 시간 수면을 취하는 것이 중요하다. 운동도 마찬가지이다. 평소에는 거의 몸을 움직이지 않지만 휴일이나 연휴에 '평소 운동부족을 해소하자'는 생각에 갑자기 운동하여 오히려 역효과를 낳는다. 장내 수분을 빼앗기고 장이 원활한 기능을 하지 못하게 되어 변비 등의 증상이 나타난다. '밀린 잠자기'나 '밀린 운동하기'는 장내에 변을 쌓아두는 결과를 낳을 수 있다. 아무리 음식물 섭취에 주의를 기울인다고 해도 생활이 지나치게 불규칙해지면 변도 나올 수 없는 상태가 되어 장내에 오랜 시간 정체하여 유해균과 손을 잡고 만다. 그렇다고 좀처럼 나오지 않는 변을 설사로 무리하게 배설하려는 것도 주의해야 한다. 설사가 상습화되면 그것 없이는 배변이 불가능해질 가능성도 있다. '알로에는 괜찮을 것'이라 생각하는 사람도 많을 테지만, 빈번히 사용하면 장이 새까맣게 되어버리고 그것이 기미의 원인을 만들거나 피부 트러블을 일으키니 주의가 필요하다. 당신이 우선 주의해야 할 것은 매일 아침 같은 시간에 일어나 아침식사를 하는 것이다. 그렇게 하면 체내 시계를 정비하고 아침 골든타임에 변을 볼 수 있게 된다. 장은 매일 같은 리듬의 생활을 좋아하기 때문이다.

> **체크 수 18~23개**
> ## 당신의 장은 '위태로운 장'

유해균이 차츰 번식 중인 위험상황이다. 며칠 동안 배변이 없다가도 변비와 설사를 반복하는 등 변의 형태가 상당히 불규칙하지 않은가? 어쩌면 자신도 모르는 사이에 치질을 앓고 있을지도 모른다. 아침에 잠자리에서 개운하게 일어나지 못하고, 늘 어깨가 결리는 등의 증상도 있을 것이다. 유익균 우세의 장내 환경으로 만들기 위해서 생활습관 전반을 어느 정도 규칙적으로 만들 필요가 있다. 하지만 무엇보다 가장 중요한 것은 평소 무엇을 중심으로 먹고 있는가 하는 점이다. 당신의 경우는 식생활에 상당히 문제가 많을 것이다. 야채류는 거의 섭취하지 않고 매일 같이 육류와 패스트푸드, 인스턴트식품만 먹고 있지 않은가?

불고기, 스테이크, 햄버거…… 대부분의 사람들이 좋아하는 메뉴지만 그렇다고 해서 '먹고 싶을 때마다 양껏 먹는 것'은 몸을 생각하지 않는 식습관이다. 또한 알코올을 좋아하는 사람은 매일 밤마다 술을 거르지 않고 튀김처럼 기름기 많은 음식을 안주 삼아 먹지 않은가? 술을 마시면서 담배를 피우는 사람 중에도 '좋지 않은 장'이 많다. 이 모든 것이 유해균을 증식시키는 원인이 된다. 특히 동물성 단백질은 유해균이 너무도 좋아한다는 것을 잊어서는 안 된다. 고기를 먹으면 먹을수록 당신의 장내 유해균은 크게 기뻐한다.

당신에게 필요한 것은 두 말할 필요도 없이 식생활을 전반적으로 점검하는 일이다. 식이섬유 섭취를 위해 채소 중심 식단으로 지금 당장 바꾸자. 동물성 단백질의 대용은 콩 등 식물성 단백질로 충분하다. 주식인 흰쌀밥은 가능한 한 현미나 발아현미, 잡곡미 등으로 대체한다. 버터나 크림 등 유제품도 가급적 섭취하지 않도록 하자. 술을 마셔야 한다면 일주일에 이틀은 '간이 쉬는 날'로 정해두거나 이틀 연속 술을 마시지 않는 것이 좋다. 도저히 육류를 먹지 않고는 견딜 수 없을 때는 일주일에 한 번 '육류 한 입 야채 다섯 입'의 비율로 섭취하도록 하자. 물론 적당한 운동과 충분한 수면도 절대적으로 필요하다.

> 체크 수 24개 이상
> ## 당신의 장은 '가장 열악한 장'

당신의 장은 이미 위험상태를 넘어 유해균의 둥지가 되어버렸다. 배변을 하긴 하지만 좀처럼 나오지 않아 화장실에 있는 시간이 길고, 겨우 나와도 검고 단단한 토끼 똥 같은 변일 확률이 높다. 배변 후도 개운한 느낌 없이 잔변감이 있지 않은가? 치질을 앓고 있는 사람이라면 상당히 심각한 상태로 진행되어 있을 가능성도 있다. 또 방귀 냄새가 강렬하다고 지적받는 일은 없는가? 여성은 쉽게 피부 트러블을 일으키고, 남성은 체취나 입 냄새가 심하고 아랫배가 상당히 나와 있을지도 모른다. 늘 어깨 결림이나 두통 때문에 고생하고 아침마다 식욕이 없고 상쾌한 기분으로 잠에서 깨는 일도 거의 없을 것이다.

이렇듯 '가장 열악한 장'이 된 원인을 심신 모두에서 찾을 수 있다. 동물성 단백질 중심의 식사, 잦은 음주나 흡연, 취침 전의 음식물 섭취, 아침식사 거르기, 밤샘, 운동부족 등 생활습관이

크게 흐트러져 있는 동시에 상당한 스트레스를 안고 있을 가능성이 매우 크다. 일이나 인간관계에서 초조함, 불만을 느끼고 늘 화가 나거나 부정적인 생각에 빠져 잠을 자지 못하는 나날을 보내지는 않는가? 어딘가에서 그 스트레스를 발산할 수 있다면 좋을 테지만 그것조차도 생각대로 되지 않는 상태일 것이다. 이대로 생활을 계속하면 당신의 장내는 유해균보다 더 무서운 암세포의 공격을 받을 것이다. 어쩌면 이미 대장암의 전신인 폴립이 몇 개나 생긴 상태일지도 모른다. 특히 동글동글한 토끼 똥과 같은 변을 자주 보는 사람은 그 위험성이 매우 높다. 생활 전반을 되돌아보는 것도 물론 필요하지만 그보다도 먼저 내시경 검사를 받아보자. 자신의 장내 환경이 어떤 상태인지를 아는 것이 건강으로 가는 첫걸음이자 지름길이다.

장이 건강하면 나이보다 외모가 젊다

대학병원에서 근무하던 시절 약 2만 건, 아카사카에서 개업한 이후로 하루 10건 이상, 연간 3000건 이상, 최근 9년간 약 3만 건의 내시경을 통해서 총 5만 건의 대장을 검사해왔는데, 장도 사람의 얼굴과 마찬가지로 천차만별이며 매우 흥미로운 기관이다. 그 가운데서도 점막이 깨끗하고 탄력성이 있고 오래된 변을 담고 있지 않은 환자는 모두 연령보다 훨씬 젊어 보였다. 즉 장 나이는 그대로 외모상의 나이와 비례한다고 해도 과언이 아니다.

그렇다면 어떻게 하면 장 나이를 젊게 유지할 수 있는 것일까? 가장 기본이 되는 것이 변비에 걸리지 않는 것이다. 일본인 여성의 약 30퍼센트는 변비로 고생하고 있다. 의학적으로는 3일간 배변이 없는 상태를 변비라고 말하는데, 매일 배변을 해도 잔변감이 있거나 배가 빵빵하게 가스로 차는 일이 많다면 장내 환경이 좋다고 할 수 없다. 이처럼 유해균이 우세하고 유익균이 열세에 몰려 있는 장에는 대장 폴립이 생기기 쉽고, 결국 대장암이라는 까다로운 병을 피할 수 없다.

변비를 예방하기 위해서는 이 책에서도 이야기하였듯이 규칙적인 생활 리듬을 가다듬는 것이 중요하다. 적절한 운동과 충분한 수면 그리고 가장 이상적인 식생활에 따라 배변습관을 확립하는 것이다. 이 책의 핵심내용을 다시 한 번 간단히 정리해보자. 다 아는 내용이라고 대충 읽고 넘어가지 말기 바란다. 더 중요한 것은 아는 데 그치지 않고 바로 다음 식사부터 실천하는 것이다!

- 육식을 줄이고 야채 등의 식이섬유 섭취를 늘린다. 고기를 한 입 먹으면 야채를 다섯 입 정도의 비율로 먹자.
- 저녁식사는 잠자리에 들기 3시간 전까지 마치고, 출출해도 간식을 먹지 않는다. 도저히 참을 수 없을 때는 칼로리가 낮은 음료를 섭취한다.
- 아침식사는 꼬박꼬박 챙겨 먹는다.

이 세 가지에 유의하고, 아침식사 후 15~30분 이내에 오는 '골든타임'을 놓치지 말고 배변하는 습관을 가지면 변비는 해소되고 장도 차분히 건강한 상태로 되돌아온다. 소심하고 걱정이 많으며 사소한 일을 심각하게 받아들이는 태도, 일이나 집안 문제로 늘 초조해하거나 소음 등 물리적인 환경에서 오는 스트레스도 장 건강에 영향을 미친다. 결국 장 나이를 젊게 유지하는 데는 몸과 마음의 균형을 꾀하면서 변비를 해소하는 것이 가장 중요하다.

변비 해소를 위한 장마사지

장 가운데도 변이 가장 정체하기 쉬운 곳은 결장 아랫부분과 직장 부근이다. 여기에 해당하는 곳이 왼쪽 옆구리 일대로 이곳을 천천히 주물러주면 원활한 배변에 도움이 된다. 장마사지 순서는 다음과 같다.

① 우선 바닥에 등을 대고 누워서 무릎을 당겨 세운다.

② 왼쪽 다리에 오른쪽 다리를 꼬고 그대로 두 다리를 오른쪽으로 쓰러뜨린다. 이때 왼쪽 옆구리가 틀어진다.
③ 틀어진 옆구리 부근을 왼손으로 부드럽게 주물러준다.

잠자기 전 5분 동안 간단히 장을 주물러주면 된다. 혹은 사무실 의자에 앉아서 엄지손가락과 집게손가락과 가운뎃손가락만을 이용하여 왼쪽 옆구리를 깊숙이 쥐고 꼬집듯이 주물러주는 것도 장에 정체해 있는 변을 부드럽게 밀어내는 데 효과적이다. 이때 응어리가 느껴지는 곳을 중심으로 적당한 세기로 주물러준다.

말기 대장암도 치유할 수 있다

본래 초식동물과 같은 장을 가지고 있던 동양인이 제2차 세계대전과 급격한 서구화를 겪으면서 동물성 단백질을 다량으로 섭취하게 되었고 변비로 고민하는 사람들이 급증했다. 그리고 그에 비례하여 대장암 환자수도 급격히 증가하고 있다.

　그러나 대장암은 조기에 발견해 확실히 제거하면 어떤 암보다도 예후가 좋고 전이될 걱정도 거의 없는, 암 중에서도 가장 착한(?) 암이라 할 수 있다. 모든 암이 그렇듯이 중요한 것은 조기발견이기 때문에 쉽게 변비 증상을 보이는 사람은 내시경 검사를 받아야 한다. 그런데 많은 사람(특히 여성)들이 엉덩이 사이로 내시경을 넣는 것에 대한 거부감을 가지고 좀처럼 진찰을 받으려 하지 않는다. 변의 이상이나 출혈을 방치하면 폴립은 결국 암이 되고, 더 진행되어 간장으로 전이해버리면 손쓸 수 없는 상태가 되어버린다. 조기발견하면 어렵지 않게 치료할 수 있는 것을 '검사가 싫어서', '시간이 없어서'라는 이유로 암으로 진행시키고 최악의 경우는 목숨을 잃고 만다. 안타까운 일이 아닐 수 없다.

　당신의 장은 당신이 지금까지 섭취해온 것으로 만들어져 있다. 육식 중심, 야채 부족, 변비 때문에 장의 위험성이 걱정되는 사람은 식생활을 개선하기 전에 반드시 대장 내시경 검사를 받아보기 바란다. 요즘엔 의학기술도 상당히 발달하여 소문으로 들는 것만큼 힘들지 않고 창피한 일도 아니다. 또한 만일 폴립이 발견되었다 해도 조기에 그것을 제거하고 그 날 집으로 돌아갈 수도 있다. 내시경 검사를 정기적으로 받고, 야채 중심의 건강한 식생활을 한다면 착한 대장암은 당신을 그리 귀찮게 하지 않을 것이다.

부록2 책에서 가려뽑은 Q&A

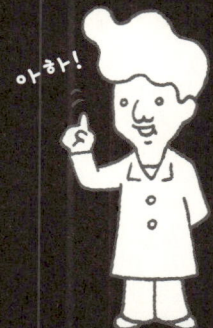

이 책에서 살펴본 내용을 다시 한 번 복습해보자. 건강 관련 지식도 복습을 통해 온전히 자신의 것으로 만들고 일상생활에 적용해야 한다. 알면서 행하지 않는 것은 모든 질병과 불행의 씨앗이다!

1. 건강의 바로미터인 대변의 가장 이상적인 형태와 색깔은?

대변은 소장에서 영양분이 흡수된 뒤의 찌꺼기로 보통 70~80퍼센트가 수분이다. 나머지 20~30퍼센트 중 절반 이상은 장내세균의 사체 그리고 식이섬유나 소화되지 않은 음식물, 지방성분과 살아 있는 장내세균으로 구성되어 있다. 그러나 변은 어떤 음식을 많이 섭취하였는가에 의해서 그 배합과 형태, 색깔, 냄새가 상당히 달라진다.

가장 이상적인 변의 색깔은 황토색에서 짙은 갈색이며, 형태는 바나나와 같고, 그것의 무르기는 약 70~80퍼센트의 수분을 함유한다. 이 같은 바나나 변의 재료가 되는 것은 섬유질이 많이 함유된 채소류나 해초류, 버섯류 등이다. 사실 이것들은 모두 소화되기 어려운 음식물이다. 결국 소화되지 않고 그대로 장을 통과하면서 저절로 변의 부피가 증가한다. 게다가 수분도 적당히 함유하고 있어서 좀처럼 변비에 걸리지 않는다.

2. 여자는 왜 남자보다 변비에 잘 걸릴까?

변비는 아침에 배변할 최적의 타이밍을 놓치면서 시작되는 경우가 많다. 빠듯한 아침시간에 잠자리에서 일어나 아침식사를 허겁지겁 하고 등교하면 최적의 배변시간이 찾아올 무렵에는 대부분 전철이나 버스 안에 있거나 한창 걷고 있을 것이다. 당연히 거기서 화장실에 갈 상황이 아니니 미루게 된다. 여성의 경우는 학교에서 대변을 보는 것을 창피하게 생각하고 수업시간에 자리를 비우는 것도 어렵다는 이유로 다시 미루게 된다. 이렇게 장이 보내는 '신호'들을 계속해서 무시하면, 그 같은 신호를 알아차리지 못하게 되고 결국 변비에 걸리고 만다.

잘못된 배변습관이 몸에 밴 사람은 사회인이 되어서도 마찬가지다. 비록 학교가 회사로 바뀌어도 여성들은 화장실에서 변을 보는 것이 부끄럽고 오랜 시간이 걸린다는 이유로 골든타임을 자꾸 놓쳐버린다. 그렇기 때문에 변비로 고민하는 여성이 남성보다 많은 것이다. 이렇게 습관적으로 배변 타이밍을 놓치면 어떻게 될까? 변을 보고 싶은 욕구를 참으면 뱃속이 거북한데, 이것은 배변되지 못한 음식물로 장 내부 압력이 높아졌기 때문이다. 이런 상태가 계속 반복되면 통증에 둔감해지고 장이 보내는 신호를 느낄 수 없게 된다. 배변 신호를 매번 무시하면 장의 연동운동도 약해져 변비가 만성화된다.

3. 쾌변을 위한 장 마사지 법은?

장 가운데도 변이 가장 많이 정체하기 쉬운 곳은 S상 결장 아랫부분과 직장 부근이다. 여기에 해당하는 곳이 왼쪽 옆구리 일대로 이곳을 천천히 주물러 주면 원활한 배변에 도움이 된다. 장마사지 순서는 다음과 같다. ① 우선 바닥에 등을 대고 누워서 무릎을 당겨 세운다. ② 왼쪽 다리에 오른쪽 다리를 꼬고 그대로 두 다리를 오른쪽으로 쓰러뜨린다. 이때 왼쪽 옆구리가 틀어진다. ③ 틀어진 옆구리 부근을 왼손으로 부드럽게 주물러준다.

잠자기 전 5분 동안 간단히 장을 주물러주면 된다. 혹은 사무실 의자에 앉아서 엄지손가락과 집게손가락과 가운뎃손가락만을 이용하여 왼쪽 옆구리를 깊숙이 쥐고 꼬집듯이 주물러주는 것도 장에 정체해 있는 변을 부드럽게 밀어내는 데 도움을 준다. 이때 응어리가 느껴지는 곳을 중심으로 적당한 세기로 주물러준다.

4. 과연 방귀의 횟수와 냄새는 건강의 이상신호일까?

변은 S상 결장 부근에 정체해 있는 동안 가스를 계속 만들어낸다. 그 절반은 장의 혈관을 통해 체내로 흡수되어 체취가 되고 나머지는 방귀가 되어 몸 밖으로 배출된다. 매일 아침 쾌변을 보는 사람은 변이 S상 결장 부근에 정체하는 시간이 짧기 때문에 가스도 잘 차지 않고 방귀도 그다지 나오지 않지만 변비인 사람은 자주 방귀를 뀌게 된다. 또 가스를 많이 발생시키는 균을 장내에 키우고 있는 사람도 빈번하게 방귀를 뀌게 되고 강렬한 냄새를 풍긴다. 가스를 발생시키는 균은 유해균의 일종으로 동물성 단백질을 먹이로 번식한다. 유익균과 유해균이 밤낮을 가리지 않고 격렬하게 세력권 다툼을 한 결과가 바로 대변과 방귀로 나타나는 것이다.

방귀 냄새는 이처럼 먹은 음식에 따라서 다르다. 간단히 말하면, 유해균의 먹이가 되는 고기나 지방성분을 많이 섭취한 사람의 방귀는 냄새가 심하고, 유익균의 먹이가 되는 섬유질을 많이 섭취한 사람은 냄새가 거의 없다. 이것은 유익균의 먹이를 증가시키면 장내 환경이 정돈되어 방귀도 그다지 나오지 않고, 설령 방귀가 나왔다 해도 그리 냄새가 나지 않을뿐더러 변비에 걸릴 위험도 낮아진다. 방귀는 당신이 무엇을 먹었는지 알 수 있는 동시에 건강한 장을 판단하는 바로미터이다.

5. 장 건강은 IQ와 EQ, 집중력에 어떤 영향을 미칠까?

장내 환경에 대한 정보는 산소와 혈중 호르몬을 통해서 뇌로 전달되고, 그 정보가 '뇌내 호르몬'의 분비를 결정하는 근거가 된다. 이때 혈액은 산소, 호르몬, 영양을 온몸의 세포로 보내고, 그 세포들을 청소하고 노폐물을 신장이나 간장으로 가지고 돌아온다. 그리고 거기에서 다시 한 번 혈액을 정화한 뒤 온몸의 세포로 보낸다. 즉, 장내에 양질의 영양과 산소가 없으면 호르몬 제조원인 간장에서 호르몬이 충분히 만들어지지 못한다. 호르몬이 부족해지면 혈중 호르몬도 불충분해지기 때문에 장내의 정보를 뇌로 정확히 전달할 수 없다. 그러면 장내 환경과 뇌내 환경은 함께 열악해진다.

호르몬 제조에 방해가 되는 것은 장에 나쁜 음식물(동물성 단백질이나 지방, 설탕의 과잉섭취, 수분과 섬유질의 부족)이다. 이것들은 유해균의 먹이가 되어 만성적인 변비를 초래하게 된다. 그러면 장내에는 몸을 좀먹는 악질 산소(활성산소)가 충만하고 양질의 산소가 뇌에 공급되지 않아 뇌는 산소부족을 일으키고 만다. 이런 과정으로 뇌의 기능에 악영향을 미친다.

6. 배변하기에 가장 이상적인 타이밍은 언제일까?

배변을 위한 최적의 타이밍은 바로 아침식사를 마친 뒤 30분이다. 사람이 아침부터 밤 8시까지 섭취한 음식물은 다음날 대변으로 나온다. 이 메커니즘이야말로 가장 이상적인 배변습관이다. 배변 횟수는 사람에 따라서 차이가 있는데, 먹을 때마다 화장실에 가는 사람도 있다. 그러나 이것은 위에 들어온 음식물 때문에 위가 움직이고 연달아 장이 움직이는 반사작용이 남보다 강할 뿐 전혀 문제가 되지는 않는다. 만약 아침 골든타임을 놓쳐도 점심식사 후에 다시 배변의 기회가 찾아온다. 아침식사 후에 원활히 배변하지 못한 사람도 패자부활전을 치를 수 있다. 아침과 점심, 둘

중 하나를 자신의 골든타임으로 확실히 만들면 변비로 고민하지 않는 쾌적한 배변생활을 할 수 있다.

　최적의 배변 타이밍을 위해서는 세 가지가 필요하다. 우선 취침 전에는 위를 비운 상태로 잠자리에 들 것, 다음날 아침은 공복 상태에서 아침식사를 할 것, 아침식사를 마친 뒤에는 신문을 읽거나 텔레비전을 보면서 가능한 한 편안한 마음으로 골든타임을 기다릴 것. 화장실에 앉아서 변의가 찾아오기를 기다리기보다 변의를 느낀 후 화장실에 가서 배변하는 것이 이상적이다.

7. 장 건강과 입 냄새는 어떤 상관이 있을까?

구취의 원인은 80퍼센트가 치주염이다. 구강 내에 서식하는 세균이 쓸데없는 세포나 백혈구와 같은 단백질을 분해하면서 발생하는 휘발성 유화물이 냄새의 성분이다. 그 외에 호흡기계, 소화기계 등에서 발생하는 구취도 있다.

장에서 간장으로의 순환이 수월하지 않으면 영양 흡수에 지장이 생기고 냄새의 원인물질을 포함한 성분이 혈액으로 흡수되면서 구취나 체취를 발생시킨다. 일반적으로 건강한 간장은 소장에서 보내오는 영양을 흡수하는 동시에 냄새의 원인물질을 걸러내지만 간장 기능이 떨어지면 이 분별기능이 제대로 작동하지 못해서 냄새의 원인물질이 그대로 혈류를 타고 온몸을 돌아다닌다.

매일 배변하는 사람이라도 장내에 정체해 있는 음식물의 가스가 늘 37도 전후의 장 안에서 하루 이상 머물면 한여름의 음식물 쓰레기장처럼 부패하고 악취가 발생하는 것이다. 이것이 폐로 보내지면 호흡, 즉 숨을 내쉴 때 냄새가 섞여서 악취를 발생시키고, 피부 표면으로 보내지면 땀과 함께 배설되어 체취가 된다.

8. 취침 전 출출할 때 음식물 섭취는 어떻게 해야 할까?

저녁식사 후 케이크 등과 같은 간식을 섭취하는 것은 바람직하지 않다. 취침하기 최소 2시간 전에는 음식물 섭취를 피하고 위를 비워두는 것이 다음날 쾌변을 보는 데 도움이 된다. 도저히 출출함을 견디지 못할 경우에는 보리차, 허브티, 물 등 카페인이 없는 음료를 섭취한다. 단 커피나 녹차처럼 카페인이 함유된 음료는 피하는 것이 좋다.

9. 커피와 물은 변비에 어떤 영향을 미칠까?

우리의 몸은 하루 2.5리터의 물을 필요로 한다. 만약 수분섭취가 부족하면 대장에서는 음식물 찌꺼기의 수분을 지나치게 많이 빨아들여 변이 딱딱해진다. 변의 70~80퍼센트가 수분이라는 사실을 잊어서는 안 된다. 변비를 예방하고 원활한 배변을 위해서라도 수분을 충분히 섭취해야 한다. 그러나 커피는 수분 보충에 그다지 도움이 되지 않는다. 커피의 카페인이 우리 몸에 탈수현상을 일으키기 때문이다. 또 커피는 식사 중에 마시면 장 안에서 지방분을 흘려보내기 때문에 되도록 식사 후에 마시는 것이 좋다. 공복에 커피를 마시면 강한 카페인의 작용으로 위장에 상처를 입히기 때문에 주의해야 한다. 카페인은 위액의 분비를 촉진하기 때문에 자신의 위액으로 위에 상처를 줄 수 있다.

감사의 글

은사인 신야 히로미 선생님, 취재에 협력해주신 고즈 켄이치 선생님, 사이토 미치오 선생님, 편집해주신 와바 마사미(和場まさみ, 건강저널리스트, 미국 공인법인 '예방의학·대체의료 진흥협회' 소속) 씨, 포플라 출판사의 토다 노리코(戶田紀子) 씨에게 마음으로부터 깊은 감사의 말을 전하고 싶다.

무라타 히로시

취재에 도움을 주신 분들

고즈 켄이치 • 의학박사, 이학박사. 와세다 대학, 미국 APIU 대학원 박사과정 수료. 뇌신경세포 및 영양학을 전문으로 한다. 의료법인사단 잇스이카이(一水會) '내추럴 클리닉 사사키' 회장. 일본의학 교류협회이사. NPO법인 예방의학·대체의료 진흥협회 이사장. NPO 생활습관병예방 학술위원회 위원. 저서로 《먹기만 해도 IQ·EQ가 높아진다》, 《4Q학 입문》, 《90세까지 현역》 등 다수가 있다.

사이토 미치오 • 의학박사. 도쿄 의과 치의과 대학 치학부 조수를 거쳐, 현재는 카시와코세이 종합병원 부원장. 치과·구강외과 부장. 일본치과 동양의학회 학술이사. 일본구강 서프리먼트 연구회 부회장. 일본최면임상학회부회장. 일본 최면응용의학회 이사장. NPO 법인 '예방의학·대체의료 진흥협회' 학술이사. 저서로는 《장에서 시작하는 노화대책》, 《의치로 고민하는 시대는 끝났다》 등 다수가 있다.

지은이

무라타 히로시村田博司 • 아카사카 위장 클리닉 원장. 1984년 구마모토 대학 의학부를 졸업하고 1986년 뉴욕에서 대장 내시경의 제1인자인 신야 히로미 교수 아래서 연수했다. 그후 구마모토 대학 의학부 제3내과 조수를 거쳐서 1999년에 아카사카 위장 클리닉을 개원하였다. 현재 연간 3000명 이상의 장을 진찰하고 있다. 일본 소화기 내시경학회 지도의사이다.

옮긴이

박재현 • 1971년 서울에서 태어났다. 상명대 일어일문학과를 졸업하고 일본으로 건너가 일본외국어전문학교 일한 통·번역학과를 졸업했다. 이후 일본도서 저작권 에이전트로 일했으며, 현재는 출판기획 및 전문 번역가로 활동 중이다. 역서로는 《최강의 가르침》, 《성공하고 싶다면 이렇게 말하라》, 《의사와 약에 속지 않는 법》, 《머니 스쿨》, 《싸우는 물리학자》, 《프로엄마 되는 법》, 《머리 청소 마음 청소》, 《샐러리치의 비밀》, 《뇌, 새로고침》, 《자전거로 몸 만들기 4주 혁명》, 《공부의 판을 바꿔라》, 《이성의 한계》, 《아침 30분》, 《유령인명구조대》, 《워킹걸 워즈》, 《하늘색 히치하이커》, 《만사 오케이》, 《너희에게 내일은 없다》, 《도망치지 마 미하루 씨》, 《꿀벌의 집》, 《리틀 디제이》 등이 있다.

감수자

김은선 • 고려대학교 의과대학 박사과정을 마치고 현재 고대의료원 안암병원 소화기내과 임상교수로 재직중이다. 2008년 대한내과학회 우수 논문상을 수상했고 2009년 유럽소화기학회 travel grant award에서 2개 부문을 수상했다. 현재 내과 전문의로서 대한내과학회 정회원, 소화기내시경 세부전문의, 소화기내시경학회 정회원, 소화기항암학회 정회원, 장연구학회 정회원, 소화기학회 정회원 등으로 다양한 활동을 하고 있다.